主　编：吴文起

主　审：曾国华

副主编：张世科　刘路浩　张玉艳　麦赞林　范钧泓

编　委：刘　旸　段海峰　欧莉莉　梁叶萍　段小鹿

　　　　孔珍珍　李舒珏　戚德峰　钟东亮　钟　文

　　　　曾　滔　赖永长　吴伟宙　黄亚鹏　黄　健

　　　　梁雄发　陈　东　赵志健　蔡　超　钟芳灵

泌尿系统疾病

100 问

SPM 南方出版传媒

广东科技出版社 | 全国优秀出版社

·广州·

图书在版编目（CIP）数据

泌尿系统疾病 100 问 / 吴文起主编 . — 广州：广东科技出版社，2020.2

ISBN 978-7-5359-7399-3

Ⅰ.①泌… Ⅱ.①吴… Ⅲ.①泌尿系统疾病－诊疗－问题解答 Ⅳ.① R69-44

中国版本图书馆 CIP 数据核字 (2020) 第 020333 号

泌尿系统疾病 100 问
Miniao Xitong Jibing 100 Wen

出 版 人：	朱文清
责任编辑：	高 玲 方 敏
封面设计：	李 晶
内文排版：	谭 江
插 图：	徐晓琪
责任印制：	彭海波
出版发行：	广东科技出版社

（广州市环市东路水荫路 11 号 邮政编码：510075）

销售热线：020-37592148/37607413

http://www.gdstp.com.cn

E-mail：gdkjzbb@gdstp.com.cn（编务室）

经 销：	广东新华发行集团股份有限公司
印 刷：	恒美印务（广州）有限公司

（广州市南沙区环市大道南 334 号 邮政编码：511458）

规 格：	889 mm×1194 mm 1/32 印张 6.875 字数 200 千
版 次：	2020 年 2 月第 1 版
	2020 年 2 月第 1 次印刷
定 价：	39.80 元

如发现因印装质量问题影响阅读，请与广东科技出版社印制室联系调换（电话：020-37607272）

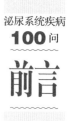

泌尿系统疾病
100问
前言

　　泌尿系统是人体主要的排泄系统，被称为人体的"下水道"，人体大部分代谢废物经由泌尿系统排出体外，从而维持机体"入"与"出"的平衡。

　　为了帮助读者更好地理解泌尿系统疾病，《泌尿系统疾病100问》以通俗易懂的语言及大量形象生动的比喻和图片对泌尿系统常见疾病进行了讲解，如肾积水是结石的"小伙伴"、睾丸癌是"蛋蛋"的叛变、前列腺癌是"栗子"变"石头"等，将各种泌尿系统疾病的特点展示出来，希望读者能从中获得自己想要的知识。本书内容包括小儿常见的包皮过长、尿道下裂、隐睾等先天性泌尿系统疾病，值得女性同胞关注的尿路感染疾病，青年男性难以启齿的男科疾病，以及泌尿系肿瘤、泌尿系结石等临床上常见的泌尿系统相关问题和疾病。此外，生殖健康的相关问题如不育及如何备孕、避孕等，本书亦有所涉及。本书通过结石篇、肿瘤篇、感染篇、先天性疾病篇、男科篇及生殖篇对泌尿系统常见疾病进行了详细阐述。

　　需要强调的是，《泌尿系统疾病100问》只是一本普

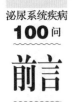

前言

及泌尿系统疾病的科普图书，主要面向非医学专业的大众，代替不了泌尿外科专业医生的诊治。希望它能够起到抛砖引玉的作用，让读者对泌尿系统常见疾病有更科学、更清晰的认识。另外，也希望它可以在一定程度上帮助患有泌尿系统相关疾病的患者做到早了解、早发现、早诊治，从而减少疾病所带来的不良后果。

读一书，增一智，感谢《泌尿系统疾病100问》编写团队的辛勤付出，衷心祝愿读者朋友们有良好的阅读体验并从中获益。我们也真诚希望广大读者们不吝指正，共同为国民的泌尿健康出一份力。

吴文起

2019 年 10 月

长命百岁一直是每个人的梦想。"性命攸关"的医学健康更是人们一直关注的热点。

21世纪的今天，是网络信息化的时代。

"这是一个最好的时代"，随着新媒体的迅速发展，人们获得健康信息的渠道越来越多，医学知识早已不再也不该是只限于医学工作者掌握的独门知识。

然而，"这也是一个最坏的时代"。网络上流传的健康虚假信息，如"祖传秘方治疗癌症，绿豆可以包治百病"等，让人们以为找到了长寿的钥匙，最终误听误信，遗憾终生。

今天，即使面对人头攒动的医院大楼、长队列序的挂号处、万般难预约的病床，感冒也要去三甲医院寻医问药，种种现象不但时刻提醒着人们医疗资源的匮缺，更说明了普通百姓对医学知识了解的不足。

序

　　"佛在灵山，众人问法。佛不语，拈花而笑。众弟子不解。"唯迦叶尊者明悟："一花一世界。"人体亦是如此，一个机体包含多种组织器官、无数细胞和复杂的微观结构，一人亦一世界。

　　提起泌尿系统，大多数人的第一反应就是生成"尿"的地方啊！然而，泌尿系统包括人体的哪些部分？起到了哪些作用？泌尿系统出问题，会导致怎样的疾病？大多数人都只是一知半解。

　　作为人体的重要组成部分，泌尿系统不但是人体的"下水道"，负责生成尿液，运输人体废物，它还是人体"性与生殖"的重要组成部分。

　　"医生是上帝伸向世界的一只手"。让每一个普通老百姓多了解医学知识，普及健康知识，让大家对疾病有一个理性的认识，而不是"望病生畏"，是每一个医务工作者的义务和责任。

　　本书是在广州市科技创新委员科普专项基金的支持下完成的，通过科普性的内容系统介绍了和我们日常生活息息相关的 100 个泌尿系统问题。让我们通过本书来了解人体泌尿系统吧。

一、初识泌尿系统

二、泌尿系统疾病症状初解

五、感染篇

泌尿系统疾病
100问

目录

六、先天性疾病篇

七、男科篇

目录

八、生殖篇

一、初识泌尿系统

　　泌尿系统由肾脏、输尿管、膀胱及尿道组成，其主要功能为排泄机体代谢过程中所产生的各种不为机体所利用的物质或者有害的物质。被排出的物质一部分是营养物质的代谢产物，另一部分是衰老的细胞破坏时所形成的废物。此外，还包括一些随食物摄入的多余物质，如多余的水、无机盐、蛋白质等。尿液的量及成分的变化可以在一定程度上反映人体的健康状况。

问题

1

什么是泌尿系统?

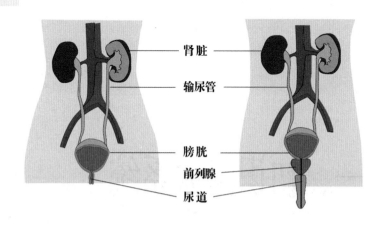

肾脏

输尿管

膀胱
前列腺
尿道

"泌尿"命名的由来

泌尿系统可以产生及排泄尿液,从而将机体代谢产生的有害物质或机体不能利用的物质排出体外,如多余的水分、肌酐、无机盐等。生而泌之,因此冠名"泌尿"。

泌尿系统是一个紧密相连的系统,由肾脏、输尿管、膀胱及尿道组成:"水源"(肾脏)产生的尿液流经两条"管道"(输尿管)并不断汇入"水库"(膀胱),直至"水库"水满,开始开闸放水(膀胱充盈,尿液经尿道排出)。因此泌尿系统也就是我们通常所说的"下水道"。对于男性而言,泌尿系统疾病不单涉及肾脏、输尿管、膀胱和尿道,还包括前列腺、睾丸、附睾、阴茎等负责人类生殖繁衍的器官。

泌尿系统各个器官的作用

诗仙李白曾言："天生我材必有用。"那么组成泌尿系统的各个器官都有什么作用呢？

在脊柱左、右两旁，腹腔内其他脏器的后方，有一对"孪生兄弟"，即肾脏。产生尿液，是肾脏天生的本领。这对"兄弟"是如何产生尿液的呢？

在肾脏内部，有我们肉眼分辨不出的许多肾小球和肾小管。肾小球是"血液过滤器"，血液经肾小球过滤后，将水、无机盐、尿素等物质滤出，形成最原始的尿液（原尿），这是肾小球的主要功能——过滤功能。原尿的生成量很大，正常人每天生成大约 180 L 的原尿，然而排出的尿液只有 1 ~ 2 L，并且原尿中尚含有部分人体需要的葡萄糖、氨基酸等物质。因此，肾小管紧跟肾小球之后，将原尿中大部分水和各种有用物质回收到机体内，形成最终的尿液（终尿），这就是肾小管的主要功能——重吸收功能。尿液由此而产生，最后经肾脏内尿液收集系统（肾盏、肾盂）的收集，汇入输尿管。

输尿管是"水管"，可以输送尿液。左、右两侧的输尿管都又细又长，管径仅有 0.5 ~ 1 cm，长度则为 25 ~ 35 cm。肾脏内产生的尿液经"水管"输送后，就汇注到膀胱内。

而膀胱是一个"水库"，用来储存"水管"输送而至的尿液。俗话说"人有三急"，"尿急"是怎么产生的呢？

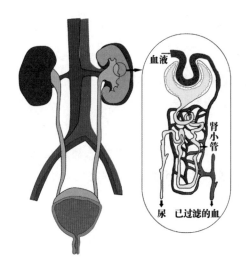

血液

肾小管

尿　已过滤的血

其实，在人的膀胱空虚、没有尿液时，膀胱肌肉是松弛的，但随着尿液的不断流入，膀胱逐渐胀大，膀胱肌肉随之紧绷。尿液储存至 300 ～ 500 mL（成人）时，尿意就自然产生了，即我们所说的"尿急"。随后，成人可在自主意识的控制下，收缩膀胱的肌肉，将尿液挤向尿道，最终排出体外。而婴儿的大脑发育不完善，无法自主控制膀胱肌肉，因此会出现尿床。

尿道是人类生殖器的自然腔道。在膀胱与尿道的交界处，有"闸门"——尿道括约肌的存在，"水库"要放水，就须先开"闸"。尿道括约肌可以控制尿道的开放及关闭。只有当尿道开放时，受膀胱肌肉收缩挤压的尿液才能顺畅地排出体外。而当尿道关闭时，膀胱就只能"憋屈受苦"了。

对于男性而言，泌尿系统还包括前列腺、睾丸、附睾和阴茎这几个神秘的器官。前列腺俗称男人的"第一腺"，属于性腺的一部分，它分泌的前列腺液是精液的组成成分，因此前列腺与生殖的关系很密切。睾丸是产生精子和雄激素的场地，而附睾是精子成熟的场所，同时也可以储存精子。因此，睾丸和附睾在男性生殖系统中起着重要作用。阴茎是男性尿道的一部分，除了负责排出尿液之外，还是男性非常重要的性器官。

尿液的"秘密信息"
——人类尿液的特征

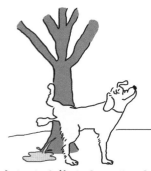

每种动物的尿液都有其独特的气味,因此动物们经常通过尿液来标记自己的地盘,与此相类似,人类的尿液在外观、气味等方面也都有自身的"秘密信息"。尿液的异常通常提示泌尿系统疾病的发生,如果我们能了解尿液的"秘密信息",知道尿液的一般特征,或许能"快人一步",及早识别疾病的发生。

1.外观

尿液外观是最直接的判断指标。正常、新鲜的尿液或如小溪水般清澈透明,或呈淡黄色。如果尿液颜色深黄,通常提示饮水不足、出汗多,是尿液浓缩所致。如尿液变红,看起来像洗肉水,甚至有血凝块,则提示尿中混有红细胞,称为血尿。如尿液看起来像浓茶,甚至呈酱油色,通常提示有严重溶血等情况,大量血红蛋白混入了尿液。如尿液看起来像豆油,有黄色泡沫,通常提示尿液中含有较多胆红素,即"胆红素尿"。而尿路感染时,尿液中因混有细菌、脓细胞及炎性物质而使其看起来浑浊,白色不透明,称为"脓尿"。如果尿液看起来像稀牛奶,或伴有乳凝块,则提示混有淋巴液,称"乳糜尿"。

一、初识泌尿系统

2. 尿量

古人说"见微知著"，指见到事情的一些苗头，可以预测它的发展趋势或结果。医学中，尿量的变化也是一种"微"。医生经过评估尿量的变化，可以初步判断患者的病情，即"知著"。因此，当你觉得自己的尿量相比正常情况有明显的增加或减少时，就需要评估尿量是不是有异常。一般而言，尿量减少可能是由以下原因导致的尿液生成减少，如饮水量太少、肾功能不全或者患有尿路梗阻。而尿量增多可能是饮水过多，或者是伴有尿液生成过多的疾病。

3. 气味

小便后长时间不冲洗，卫生间会有一股独特的臭味萦绕，称为氨臭味，是因尿液长时间留置，尿液中尿素挥发而产生。新鲜尿液一般没有氨臭味，如果出现氨臭味，通常提示膀胱、尿道有慢性炎症了。此外，轻生者服"农药"后，尿液会有蒜臭味；糖尿病患者血糖太高引起糖尿病酮症酸中毒，尿液会散发出烂苹果味；苯丙酮尿症患者的尿液闻起来有鼠臭味。以上种种情况，都需要及时就医。

4. 酸碱度

尿液酸碱度的变化也是一种异常。在尿常规结果中，有一项指标是尿液酸碱度（pH），其值一般在 6.5 左右。尿液酸性增加，即 pH 减小时，通常提示患者有发热、缺钾、进食过量蛋白质等情况。而尿液酸性减少，即 pH 增大时，则常提示患者有碱中毒。另外，药物也是影响尿液酸碱度的重要因素，服用维生素 C 等酸性药物，可使尿液酸性增加；服用碳酸氢钠等碱性药物或利尿剂等，则可使尿液酸性减少。

怎么看懂尿常规?

　　"明天早上起床，拿着这个杯子去厕所留个尿"，护士姑娘温柔地说，随后交代患者要留取中段尿，收集10～30mL，当晚避免大量饮水、喝咖啡、喝浓茶等。这是检查尿常规前应注意的。

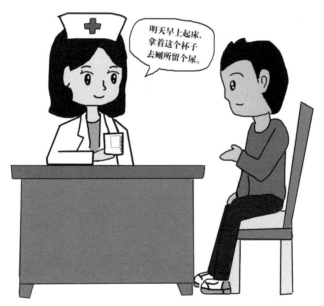

明天早上起床，拿着这个杯子去厕所留个尿。

　　尿常规是泌尿科医生最常开的检查项目之一。通过分析尿液中各种成分的变化，医生可以了解患者肾脏的功能情况，并可评价其身体代谢水平。

1.检查单上的符号是啥意思?

　　拿到报告单时，会见到很多符号，比如"↑"代表该指标升高，"↓"代表该指标降低。化验单上的"+"意味着存在着某种成分，而"−"代表着没有查到某种成分。"+"的数量越多，如"+""++""+++"，则说明某种成分的量逐渐增多。

2. 尿常规结果上有哪些项目？

尿常规检查一般包括尿液颜色／性状、比重、酸碱度（pH）、蛋白质、红细胞、白细胞、尿胆原、胆红素、葡萄糖、酮体、亚硝酸盐和维生素 C 等。

（1）颜色／性状

颜色／性状：正常尿液的颜色是清亮淡黄的（兑了水的啤酒）；喝水较多时，呈无色透明（自来水）；喝水少时，呈黄色（啤酒）。

当尿液变得五颜六色、形态各异时，代表身体出问题了。洗肉水样、淡红色云雾状尿，见于泌尿系统炎症、结石、损伤、肿瘤等；浓茶色、酱油色或葡萄酒色尿，见于溶血性贫血等；豆油样尿见于胆汁淤积性黄疸、肝细胞黄疸；白色浑浊或云雾状尿，见于肾盂肾炎、膀胱炎等；稀牛奶状见于丝虫病等；稀牛奶状伴油滴样小滴，见于脂肪挤压损伤等。

（2）pH

正常尿液的 pH 为 6.5，波动在 4.5 ~ 8.0。pH 随每天饮食的改变而改变，吃肉多的时候尿呈酸性，吃蔬菜、水果多时尿呈碱性。感染、痛风和药物代谢都会影响尿液的 pH。

（3）酮体与葡萄糖

糖尿病患者应特别注意酮体和葡萄糖：酮体是脂肪在身体内氧化不全的产物。"−／阴性"表示正常；"+／阳性"表示血糖控制欠佳，患有肝病或处于饥饿状态等。若送检的尿不新鲜也会出现"+"。

葡萄糖指标中"-/阴性"表示正常;"+"代表"阳性","+"越多,说明尿中葡萄糖含量越高。

(4) 尿胆原与胆红素

若尿胆原和胆红素偏高,则提示患者可能患有肝脏方面的疾病。能提示肝脏疾病的两个指标:

尿胆原正常为"-/阴性";"+/阳性"多见于肝脏疾病和血液疾病,比如溶血性黄疸、急性肝炎、蚕豆病等。

胆红素正常为"-/阴性";"+/阳性"多见于肝脏胰腺疾病,如肝硬化、阻塞性黄疸等。

(5) 红细胞与白细胞

红细胞指的是尿液中红细胞的数量。在尿常规检查时,每高倍镜视野下红细胞超过 3 个就判断为血尿。异常情况见于尿路感染、结石、肿瘤、免疫性疾病等,也见于痔疮、女性经期留尿、经尿道有创操作之后。

白细胞正常为"-/阴性"。如果数值超过参考值,则提示尿路感染。如果感染比较严重,则会显示"+""++"或"+++"。

(6) 蛋白质与亚硝酸盐

正常人尿常规中的蛋白质呈"-/阴性";若呈"+/阳性",则说明此人可能存在肾炎、肾病。正常人剧烈运动之后也可能出现阳性。

正常人尿常规中的亚硝酸盐呈"-/阴性";若呈"+/阳性"则多见于尿路感染。进食过多维生素 C 或硝酸盐丰富的食物也会出现假阳性。

(7) 其他指标

尿比重也是尿常规中的一项指标。尿比重会因饮食、出汗、排尿等而在一天内产生较大波动。尿比重的正常值范围为 1.015～1.025。在机体缺水时，尿比重增高，反之降低。

管型是尿液中的有形成分。正常尿一般看不到管型。偶可见少数透明管型；如果出现红细胞管型、颗粒管型等，则常提示肾炎、肾病综合征等肾脏病变。

尿常规检查项目中的维生素 C 可反映机体维生素 C 的摄入情况，但对疾病诊断的意义较小。

除此之外，还有一些指标，如上皮细胞的正常值为 0～5 个 /mL 量，增多则见于泌尿系感染。

3. 平凡的尿真的蕴藏了不平凡的"秘密"？

正常人每天需要排出 1～2L 尿液，我们在小便时应该留意尿液的颜色、气味等，因为这些信息都是身体发出的健康信号，通过这些信息我们可以了解自己的身体健康情况。

尿频、尿急、尿痛等症状，有可能是由泌尿生殖系统感染或膀胱病变引起的，回忆下自己多久没有换洗小裤裤了？同房后有没有及时"洗白白"？尿出了红色的尿液，有可能是泌尿系结石、损伤或者患有肿瘤，反省下自己平时有没有多喝水？有没有做跨栏、劈叉等剧烈动作？尿出来的尿是否有烂苹果味，厕所周围是否有蚂蚁出没，若有则有可能患上糖尿病了，反省下自己最近有没有好好控制饮食？血糖水平怎么样？尿尿有很多泡泡，可能是因为尿液中蛋白质含量多，说明有可能存在肾脏疾病或高血压、糖尿病，反省下自己最近是不是不吃青菜只吃肉？眼睛有没有晨起浮肿？近期有没有感觉周身乏力？……

也许你什么都不懂，但若能及时发现问题也是好的，剩下的就请交给专业人士吧。

二、泌尿系统疾病症状初解

　　尿（英文：Urine，来自拉丁语urina），又称尿液或小便，是人类和脊椎动物为了新陈代谢的需要，经由泌尿系统及尿路排出体外的液体排泄物。排出的尿液可调节机体水和电解质的平衡以及清除代谢废物。排尿是受中枢神经系统控制的精细且又复杂的反射活动，无论是尿液产生的快慢、多少、颜色等出现异常，抑或是尿液排出过程中出现尿频、尿急、尿痛或尿失禁等症状，都要引起相当的重视。因为可能在不经意间，泌尿系统就给我们发出了需要"见微知著"的信号。

5

尿液颜色变红就是血尿？

"天啊！我的尿是红色的！"早晨睡眼惺忪的你望着马桶里红色的尿液，立刻感到不安，上网一查，才知道尿路感染、结石、膀胱癌、肾盂癌这些令人望而生畏的疾病都可能导致血尿，这让你一下子惊慌失措了起来。然而，尿液颜色变红就一定是血尿吗？答案是否定的。

血尿是指尿液混有红细胞（red blood cell，RBC），通过显微镜检查，可以发现尿沉渣中红细胞 > 3 个 / 高倍镜视野。然而，对于月经期间的女性、有尿道邻近器官出血的患者（如痔疮患者），如果血污混入了尿液，同样可以在尿液中检查到红细胞，这种血尿是假血尿。此外，当血红蛋白、肌红蛋白、卟啉类化合物及药物、天然色素等物质进入尿液，也可使尿液颜色变红，看起来像血尿，但这些红色的尿都是非血尿。那么，什么情况下这些物质会进入尿液呢？

当我们进食大量红花、甜菜、红辣椒等食物后，人体无法完全吸收这些食物中的天然色素时，多余的天然色素就会进入尿液，导致尿液颜色变红。而利福平、苯妥英钠、

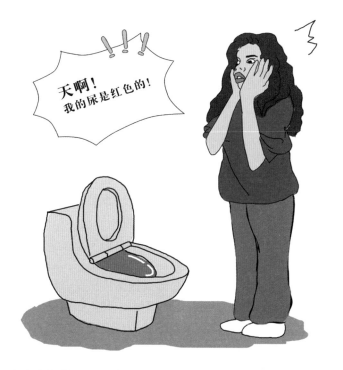

酚酞片等药物经过肾脏代谢后，也可能使尿液颜色变红。此外，输入不同型血液、因被蛇咬伤等原因导致红细胞破裂（溶血）时，大量血红蛋白可以进入尿液。烧伤、重物挤压等原因导致肌肉组织被广泛破坏时，大量肌红蛋白可以进入尿液。以上情况均会造成患者尿液呈红色，且这两种尿液分别被称为血红蛋白尿、肌红蛋白尿。当患者患有急性间歇性血卟啉病、肝硬化、红细胞增多症等疾病时，尿液中的卟啉类化合物将增多，称为卟啉尿，也可使患者的尿液呈红色。

　　血尿还可以分为镜下血尿和肉眼血尿。肉眼血尿如字面意思，就是肉眼可以看见尿液颜色变红，并且尿液中混有红细胞。而当肉眼看不到尿液颜色变红，但显微镜可以检查到尿液中混有红细胞时，则称为镜下血尿。

6

为什么会出现血尿？

　　在排除假血尿与非血尿的情况后，进一步了解血尿的原因可以让我们更好地认识相关疾病。我们都知道，尿液由肾脏产生，途经输尿管、膀胱、尿道，最终被排出体外，因此任一泌尿系统部位的出血都可能混入尿液，导致血尿。泌尿系统疾病是血尿的罪魁祸首。结石通常不是个"乖宝宝"，它常在移动时划伤尿路黏膜，引起出血。而炎症会使尿路黏膜充血、水肿，容易形成损伤性出血。结核分枝杆菌则经常侵犯尿路黏膜、黏膜下层，甚至肌肉层，导致溃疡形成，造成出血。泌尿系统的肿瘤就像"沉默者"，它们在早期常无明显症状，在晚期时则侵犯肾脏血管，当自身发生坏死时，才引起血尿。尤其对于中老年人，如果出现全程、无痛性的肉眼血尿，就需要特别注意排除患有泌尿系统恶性肿瘤的可能。

　　当然，血尿的病因并不局限于泌尿系统疾病。败血病、猩红热、钩端螺旋体病等感染性疾病，以及白血病、血友病等血液病都可能影响患者的凝血功能，导致泌尿系统出血。而系统性红斑狼疮、风湿性关节炎等免疫性疾病，则容易对肾脏产生急性或慢性的损害，从而导致血尿。至于心肌肥厚、心功能不全等心脏疾病，则可能导致肾脏的血液供应减少，造成肾功能不全，也可能出现血尿。此外，男性的前列腺、精囊，女性的输卵管、子宫等器官是尿路的"邻居"，如果这些器官有炎症，泌尿系统也容易受到侵犯，因而出现血尿。

正常人会有例外吗？有相当一部分正常人的尿常规也会显示有隐血。此外，在医学上，平时运动量小的健康人群如果突然进行较大强度的运动，可能会出现暂时性血尿，甚至仅仅是单次出现，这称为运动性血尿。

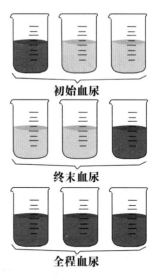

初始血尿

终末血尿

全程血尿

为了更好地了解血尿的来源，临床工作中，医生会将尿液分为三段。排尿开始时的一段，称为起始段尿液；排尿将结束前一段，称为终末段尿液；而中间所排尿液，则称为中段尿液。在检查过程中，医生用三个清洁杯子分别留起始段、中段和终末段尿液进行观察，就是临床上所谓"尿三杯试验"。通过尿三杯试验，可将血尿分为以下三种：

1. 初始血尿

若血尿出现在起始段尿液，则称为初始血尿。尿道的出血通常导致初始血尿。

2. 终末血尿

如果发现血尿出现在终末段尿液，则称终末血尿，提示出血部位在膀胱颈部、三角区，或血液来源于后尿道的前列腺、精囊腺等器官。

3. 全程血尿

所谓全程血尿，则是指起始段、中段和终末段尿液均有血尿出现，这提示出血可能源于肾脏或输尿管、膀胱。

二、泌尿系统疾病症状初解

什么是尿频、尿急、尿痛？

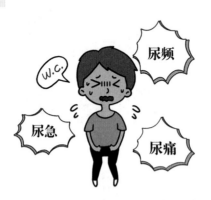

在泌尿外科就诊时，医生经常会问："尿尿次数多吗？""尿尿觉得急，憋不住吗？""尿尿痛吗？"

尿频、尿急、尿痛，也就是专业角度的"膀胱刺激征"症状，是泌尿外科疾病最常见的问题之一，这在临床中具有什么重要意义吗？

中国汉字古老而多义。通过《新华字典》，我们可以了解到："频"有"次数多而接连"的意思；"急"意为"迫切，要紧"；而"痛"，则指"疾病、创伤等引起的难受的感觉"。

因此，可以将尿频通俗地解释为"排尿次数多"。怎么算多？这里的"多"代表排尿次数超过正常的 4 ～ 8 次／日（夜间大于 0 ～ 2 次）。而尿急，意为"排尿迫切、要紧"，一有尿意便迫不及待，难以控制。而尿痛则指"疾病、创伤等引起排尿时出现难受的感觉"，经常是下腹部、会阴部（阴囊根部或阴道口至肛门之间软组织结构）或尿道内有疼痛感或灼烧感。

为什么排尿次数会增加?

寒冷的冬天,在喝水过多或精神紧张时,尿意总是缠绵反复,排尿后间隔数分钟就需要再次排尿,到底出现什么问题了呢?

尿频有时是正常的生理现象,有时也意味着疾病的发生。

1. 生理性尿频

受寒冷天气刺激,在精神高度紧张或大量喝水等情况下,人体为了控制体内水分平衡,会通过一系列生理调节,将多余的水分排出体外,因此出现的"频"就称为生理性尿频。生理性尿频虽然会致排尿次数增多,但通常每次尿量不多,并且患者没有尿急、尿痛等症状。

2. 病理性尿频

(1)尿崩症、精神性多饮等

尿崩症与精神性多饮是一对矛盾体。尿崩症是排得多导致喝得多。排尿增多,身体内水分流失,因此身体催促我们补充水分,增加喝水量。精神性多饮恰恰相反,是喝得多才导致排得多,即饮水增加,身体内水分增多,因此身体催促我们排出多余水分,增加排尿。

(2)感染

尿频若同时伴有尿急、尿痛等症状,则让人更加忧心,因为这通常提示泌尿系统发炎了。当我们的泌尿系统发炎,刺激患者排尿次数增加,即称为炎症性尿频。膀胱炎、前

二、泌尿系统疾病症状初解

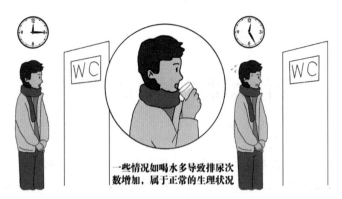

一些情况如喝水多导致排尿次数增加，属于正常的生理状况

列腺炎等炎症都可以导致炎症性尿频，患者常常还伴有尿急、尿痛的症状。此时，如果对患者的尿液进行检查，就可以发现尿液中的白细胞等炎性细胞增多。

（3）神经系统问题

脑出血、脑梗、癫痫等疾病会损伤我们的中枢神经系统，糖尿病患者容易有周围神经的损伤，或者有时，一些孩子担心尿床被打骂，因精神紧张而在睡前频繁排尿，以上这些都会导致尿频，统称为神经性尿频。相比炎症性尿频，神经性尿频患者不会有尿急、尿痛等刺激症状，尿液中也没有炎性细胞。

（4）膀胱容量减少性尿频

怀胎十月，妈妈们的子宫随着宝宝的生长而扩大，会对膀胱产生一定压迫，使妈妈们在孕期出现尿频症状，这就是典型的"膀胱容量减少性尿频"。另外，膀胱肿瘤逐渐占据膀胱内部空间；女性膀胱受卵巢囊肿压迫；结核导致膀胱壁瘢痕满布，膀胱皱缩……这些情况都会导致膀胱容量减少，排尿次数增加，从而严重影响日常生活。

（5）尿道口周围病变

尿道口是尿液排出的"出口"，当"出口"伴有息肉、囊肿等肿块时，尿道受压迫、刺激，也会尿意不断，频繁排尿。

"嘘嘘"又急又痛是发炎了吗?

"医生,我尿尿又急又痛,是不是发炎了啊?"

尿急、尿痛就是有炎症吗? 炎症确实是"急""痛"常见的罪魁祸首。如急性前列腺炎、膀胱炎、尿道炎等炎症,刺激尿路,患者就常会受到"尿急、尿痛"的困扰。然而,炎症也并不是唯一的"犯罪分子",还有许多"同伙"会让患

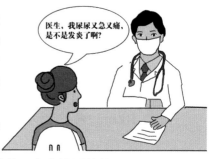

者感觉排尿又急又痛,如结石、肿瘤等。当有输尿管结石,特别是下段结石时,即使没有尿路感染,也会导致尿频、尿急。有膀胱结石或者尿道结石时,不单会出现尿频、尿急、尿痛,在排尿时还会出现排尿困难,甚至完全不能排尿。另外,肿瘤也是不可忽视的"同伙"之一。恶性肿瘤常常肆意生长,当膀胱壁、尿道等部位受肿瘤侵犯时,尿急、尿痛症状就随之而来了。

除了外部的侵扰,"内部人员"的腐化也可以导致尿急、尿痛。我们知道,排尿的开始是膀胱肌肉收缩,促使尿液经尿道排出体外。神经作为"联络员",可将大脑中枢发布的排尿指令传递给膀胱,引发排尿,即"自主意识控制排尿",因此膀胱肌肉的收缩是受神经控制的。然而,当相关神经受损,"内部人员"腐化时,排尿过程受影响,大脑发出错误指令就会导致尿频、尿急、排尿不受控制等情况,出现尿失禁、尿潴留等也不足为奇。

二、泌尿系统疾病症状初解

问题

10

尿量减少是肾虚吗?

大家经常有一个疑问, 我每天应该有多少尿才合适呢? 医学专业书明白地写着, 一般情况下正常成人一天的总尿量为 1000 ~ 2000 mL。多尿是指一天的尿量大于 2.5L, 少尿是指一天的尿量少于 400 mL 或每小时的尿量小于 17 mL, 而无尿则指正常成人一天的尿量少于 100 mL 或是 12 小时内完全无尿。

有个小伙子觉得自己的尿量比平时少了许多, 上网一查, 说是"少尿", 而且可能是肾功能不全、肾虚引起的, 小伙子心里一惊: 肾功能不全? 肾虚? 那岂不是要命了?

尿量减少是肾功能不全、肾虚吗? 回答这个问题之前, 让我们一起来学习一下尿液的产生及排出过程。血液由心脏泵出后, 部分流入肾脏, 经肾脏过滤后产生尿液, 随后尿液经输尿管、膀胱、尿道等通道, 最终被排出体外。因此, 尿液由产生到排出是一个动态过程, 就像一条永不停息的"流水链"。显而易见的是, 由心脏最终流入肾脏的血液量、肾脏本身产生尿液的能力及尿液产生后排出通道的通畅性, 这三方面因素都可以影响尿液的总量。

"肾虚", 只能勉强算是肾脏本身产生尿液能力减弱的一种说法, 因此少尿并不代表就是肾虚。然而, 不是肾虚就皆大欢喜了吗? 其实也不然。

首先，看看有哪些因素可能影响流入肾脏的血液量呢。重度脱水、大出血、严重感染、心功能衰竭、严重心律失常、肾血管狭窄、肾动

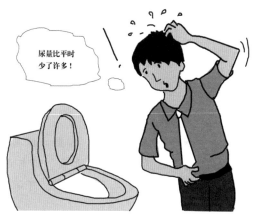

尿量比平时少了许多！

脉栓塞或血栓形成等疾病都会导致肾脏的血液供应较少。

其次，看看哪些因素可能影响肾脏本身产生尿液的能力。肾小球肾炎、服用对肾脏有毒性的药物等所致的急性间质性肾炎，以及重金属中毒、严重的肾盂肾炎等都可能是罪魁祸首。

最后，再看看哪些因素可能影响尿液排出通道的通畅性。结石等物质堵塞了尿路、肿瘤等肿块压迫尿路、手术伤口瘢痕愈合导致尿路狭窄等情况，都会影响输尿管、膀胱、尿道等尿液流出管道的通畅性。

看到这里，是不是觉得尿少的病因都令人绝望？其实，人体功能复杂、微妙，只有经过专业人士的评估，才能判断具体情况。比如前面提到的那个小伙子，也许就是因为干了很多活，出了很多汗，导致生成的尿液减少才出现少尿，若是如此，那完全是一种正常的生理现象，只要多喝水就可以了。因此，当我们发现尿量明显减少时，不要庸人自扰，求医才是最佳选择，更不要因为害怕别人知道你肾虚而讳疾忌医，耽误了病情。

为什么会出现尿多？

尿少提示了各种问题，如果由疾病导致，就意味着体内的毒素无法通过尿液排出来。那与之相反的尿量多，是不是就是好事？是不是尿得多，可以带走更多身体里面的毒素呢？

在正常生理情况下，饮水量增加时，尿量随之增多，称为暂时性多尿，这时增多的尿液确实可以带走我们体内更多废物，利于身体健康，这也是医生鼓励多喝水的原因。然而，不正常的尿多并不是一件好事。因为持续的尿量增多往往提示存在异常的疾病。

1. 内分泌疾病

（1）垂体性尿崩症

抗利尿激素是一种帮助我们人体保水的激素，当下丘脑、垂体等部位的病变使这种保水激素分泌减少时，大量的水就会通过泌尿系统排出体外，此时尿量明显增加，甚至每天可以达到 5 000 mL。

（2）糖尿病

糖尿病患者的典型症状就是多饮、多食、多尿的"三多"症状。

（3）原发性甲状旁腺功能亢进

这种疾病导致患者血中钙含量增加，尿中磷含量增加。

二、泌尿系统疾病症状初解

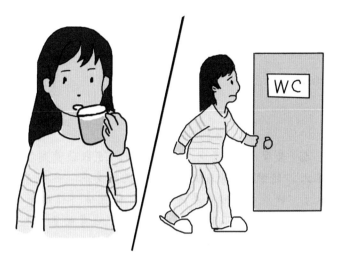

机体为了平衡，会促使人体增加尿量，将过量的钙排出体外，因此出现尿多。

（4）原发性醛固酮增多症

原发性醛固酮增多症患者血中钠含量高，血液变咸，因此患者常感觉渴而增加饮水，最终排尿增多。

2. 肾脏疾病

肾小管是肾脏的一个组成部分，其主要功能是重吸收功能，即将原尿中的大量水分重新吸收回人体细胞内，以浓缩尿液。因此，当先天畸形、慢性肾炎、慢性肾盂肾炎等疾病，或药物、重金属等物质损伤肾小管时，都可以让肾小管重吸收功能减弱，导致水分排出增加，表现为尿多。

3. 精神因素

精神性多饮多尿症，就是指因精神压力大、精神紧张等使人感觉渴而大量饮水，从而导致排尿增加。

问题
12

什么是尿失禁？

据《黄帝内经·素问》，我们的先人已经注意到了"水泉不止""膀胱咳"等与泌尿系统相关的疾病。"水泉不止"释义为"膀胱无法储存尿液"，而"膀胱咳"指的是"咳嗽时有小便溢出，不能自控"。而从现代医学的角度来看，以上情况均属于"津液失"，即尿失禁。

当人大笑、打喷嚏、咳嗽或弯腰等时，腹腔内的压力会增加，随后传递到膀胱，膀胱内压力增大，可使尿液有向外排出的倾向。正常的机体为了防止尿液外漏，会适时收缩骨盆底的肌肉群，保持尿道关闭，防止尿液漏出。然而，因受某些疾病的困扰，骨盆底肌肉群无法收缩，或收缩无力，无法"刹车"，因此会在腹腔内压力增大时无法控制尿液漏出，便造成了尿失禁。

然而，明明都是尿失禁，有时患友相见，同病相怜，仔细一交流却发现患病的原因竟然不同："医生说我这个是充溢性尿失禁""哎，我说的是暂时性尿失禁""我说的是压力性尿失禁"……各种说法，到底是怎么回事？

当出现尿失禁时，我们需要全面地去分析原因。首先，要考虑尿失禁是不是由先天因素引起的。先天畸形通常意味着相应器官解剖结构的异常，而后者通常又意味着功能的异常，如尿道上裂等先天性疾病，尤其带有排尿控制"开

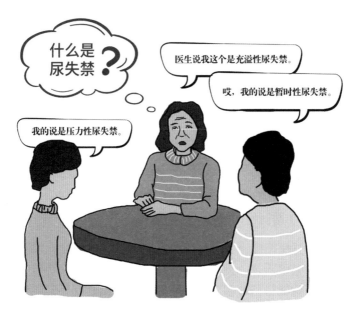

关"——尿道括约肌缺失或膀胱发育不良者，会导致排尿功能的异常，引发尿失禁。如果排除了尿失禁是由先天因素引起的，那接下来我们要考虑的就是：什么因素导致正常功能的异常化？

排尿功能主要受膀胱相关肌肉和神经的影响，这也是我们可以着手考虑的两个方面：①排尿相关肌肉的损伤。下腹部的外伤、前列腺等部位的手术都可能损伤膀胱括约肌、尿道括约肌等肌肉，引发尿失禁。此外，结核可能导致膀胱壁皱缩，也可能引发尿失禁。②控制排尿的相关神经的损伤。在临床上，脑出血、脑卒中、脊髓损伤等神经系统的病变，都可能引起尿失禁。

所谓各种"说法"，是医生们根据疾病的病程、症状、持续时间，特别是不同发病原因所进行的疾病分类。

二、泌尿系统疾病症状初解

尿失禁有哪些类型?

临床上可以根据尿失禁发生的原因、持续的时间、伴有的症状,对尿失禁进行分类。

1. 以尿失禁的时间长短进行分类

(1)暂时性尿失禁

患有尿路感染、抑郁症等疾病的人,可能在一段时间内有尿失禁表现,但症状不持续,在炎症、精神心理状态好转后就能得到改善,称为暂时性尿失禁。此外,在醉酒状态下也可能发生暂时性尿失禁。

(2)长期性尿失禁

若长期存在尿失禁,则通常提示患有脑卒中、痴呆、脊髓炎、慢性前列腺增生等疾病。此外,外伤、骨盆骨折等也可能损伤人体的尿道括约肌、盆底肌等肌肉,导致长期性尿失禁发生。

2. 以尿失禁的症状表现进行分类

(1)真性尿失禁

患者漏尿的情况一直存在,又称为持续性尿失禁。真性尿失禁常发生在外伤、手术后患者身上,因尿道括约肌等肌肉的受损导致患者无法自主控制排尿而发生持续漏尿。另外,手术、产伤等导致女性出现膀胱阴道瘘(膀胱和阴道之间存在异常的通道),这是一种特殊情况,此时尿液可以"走捷径",从膀胱直接漏到阴道,不受尿道括约肌控制,因而出现持续漏尿。

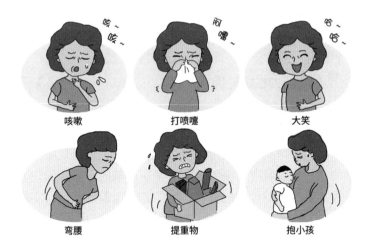

咳嗽   打喷嚏   大笑

弯腰   提重物   抱小孩

（2）充溢性尿失禁

　　"水库"膀胱的主要作用是储存及排出尿液。当各种原因导致膀胱排尿功能减退时，"水库"入水量不变，但排水量减少，因此"水库"逐渐积水，这时膀胱就呈慢性扩张状态。当膀胱内的储尿量超过膀胱容量（300 ~ 500 mL）时，尿液会不断溢出，即充溢性尿失禁，如同水缸的水满之后自行溢出。充溢性尿失禁发病的主要原因是膀胱颈部的梗阻性病变，包括老年性前列腺增生、尿道结石、尿道狭窄等。患者漏出一定量尿液后，膀胱内的储尿量减少，此时膀胱漏尿就会停止，尿液需要在膀胱内重新积蓄，至再次超过"警戒线"时，患者会再次出现漏尿，周而复始。

（3）急迫性尿失禁

　　一位患者曾经有这样的经历：突然感觉很尿急，但是憋不住，一下就尿了。这种猝不及防的尿是怎么回事呢？其实，如果患有膀胱炎、糖尿病、脑卒中、前列腺增生等可能导致膀胱肌肉不由自主收缩的疾病，患者常有比较严重的尿频、尿急。这时，一股强烈的尿意涌起，膀胱不受控制就开始收缩排尿，即称为急迫性尿失禁。

（4）压力性尿失禁

前面提到，咳嗽、打喷嚏、大笑、弯腰、提重物、抱小孩等情况，都可以使腹压增高，这时如果出现尿液不自主流出，即是典型的压力性尿失禁。为什么会出现压力性尿失禁？盆底肌肉群松弛是压力性尿失禁的重要病因，尤其多次分娩或绝经后的女性，常伴有阴道前壁及盆底支持组织张力的减弱或缺失，容易在腹压升高时出现漏尿。

尿失禁怎么办?

女性,尤其是老年女性,是尿失禁的常见人群,其中又以压力性尿失禁最多见。当"湿漉漉"成为困扰,该怎么处理就是首要问题了。因此接下来,我们讲讲压力性尿失禁该怎么治疗。

1. 保守治疗

可以减轻患者尿失禁症状,具有并发症少、风险小的优点。

(1) 改变生活方式

改变生活方式的治疗法又称为行为治疗,是一种以改变患者不良生活习惯为目标,改善尿失禁症状为原则的治疗方法。行为治疗中包括减轻体重、戒烟、减少含咖啡因饮料饮用、避免使腹压增高的活动等措施。

(2) 治疗可以使腹压增加的慢性疾病

长期便秘、慢性咳嗽等疾病会增加患者的腹压,加重尿失禁症状,甚至可能成为尿失禁的"罪魁祸首"。因此,要积极治疗这些慢性疾病,以利于改善症状,促进恢复。

(3) 盆底肌训练

盆底肌训练又称为 Kegel 运动,是美国妇产科医生 Amold Kegel 提出的通过有意识、反复收缩及舒张盆底肌肉以增强盆底肌张力,提高盆底肌功能的一种方法,它可以帮助减轻尿失禁的症状。

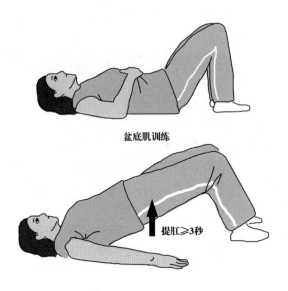

盆底肌训练

提肛≥3秒

这种方法复杂吗？具体要怎么做？

事实上，盆底肌训练并不复杂，在日常生活中就可以实施：持续收缩盆底肌（即提肛运动）≥3秒，松弛休息2~6秒，连续做15~30分钟，每日重复3次，或每天完成150~200次提肛运动。

需要注意：①盆底肌训练需要坚持至少3个月。②训练中要正确、有效地收缩盆底肌肉。女性朋友以通过下列方式辨别训练是否正确、有效：置食指、中指于阴道内，收缩盆底肌群时，手指周围要感到压力包绕，才为正确、有效的肌群收缩。另外，孕妇同样可以进行盆底肌训练，提高盆底肌功能，预防产后尿失禁。

（4）盆底电刺激治疗

当尿失禁患者不能主动收缩盆底肌时，可以考虑盆底电刺激治疗，以增强盆底肌肉力量，改善排尿控制能力。

（5）药物治疗

临床上，盐酸米多君等药物可以帮助患者减少漏尿次数，改善生活质量，但需要注意相关不良反应。而运用阴道局部雌激素治疗，则可以缓解女性绝经后尿失禁的症状。

2. 什么情况下才考虑进行手术治疗？

在临床上，医生根据患者症状，可以评估压力性尿失禁的严重程度。轻度是指尿失禁发生在咳嗽、喷嚏时，不需要使用尿垫；中度是指尿失禁发生在跑跳、快步行走等日常活动时，需要使用尿垫；重度是指轻微活动、平卧体位发生改变时即发生尿失禁。对于重度尿失禁的患者，手术治疗是最佳的选择。对于轻、中度尿失禁的患者，如果非手术治疗效果不明显或患者很难坚持下去时，也可以考虑手术治疗。常见的手术治疗方式包括尿道中段悬吊术、经腹耻骨后膀胱颈悬吊术等。

用尽力气只为见到"你"
——什么是排尿困难?

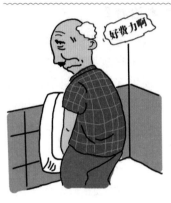

好费力啊

尿失禁是不能控制尿液,可是在生活中,也会出现排尿费力的问题,患者经常需要屏气用力才能尿出来,也就是医学上所说的排尿困难。排尿困难是指排尿时需腹部用力才能将尿液排出,这一过程包含许多种症状,如排尿需要等待、排尿费力、尿后不尽感、尿线无力、尿线细、尿流分叉、排尿滴沥等。排尿困难在临床上最常见于老年男性。老年男性经常在洗手间等候良久,闭气用力,才能开始排尿,不但射程短且尿流细,然而好不容易尿完了却仍感觉没尿干净。有道是"当年迎风尿三丈,如今顺风尿湿鞋"。这常是因为变大的前列腺从中作梗。多数男性在 45 岁之后前列腺就会有不同程度的增生,随着年龄增长,前列腺增生导致的各种症状逐渐出现,其中最常见的就是排尿困难。

除了老年性前列腺增生,还有其他疾病导致排尿困难吗?其实,排尿困难症状不但在老年男性中很普遍,尿路感染、尿路结石或尿道狭窄等都可引起类似症状,更糟的是这些症状也可能由膀胱癌、前列腺癌等恶性疾病造成。因此,当有排尿困难等症状时,绝不可以掉以轻心,应立即向泌尿科医生寻求帮助。

用尽力气也无法见到"你"
——什么是尿潴留？

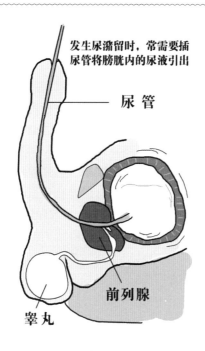

发生尿潴留时，常需要插
尿管将膀胱内的尿液引出

—— 尿 管

—— 前列腺

睾丸

如果有一天，增加腹部压力也尿不出，怎么回事？

这就说到排尿困难的进化形态——尿潴留。膀胱内充满尿液，但无法像正常人一样排出来，导致膀胱胀大，就是我们所说的尿潴留。尿潴留可以分为急性尿潴留和慢性尿潴留。急性尿潴留发病很突然，结石、血块等固体物质堵住膀胱"出水口"，膀胱里面突然充满尿液，患者常有因下腹部剧烈胀痛而变得躁动不安，有时动得厉害可以使一些尿液从尿道口溢出来，也就是我们前面提到的充盈性尿失禁，但是患者的腹痛感不会减轻。急性尿潴留患者常需要进行插尿管等急诊处理，通过导尿使膀胱内的尿液流出，以缓解症状。慢性尿潴留则发病时间较长，由于疾病长期存在，患者已适应其症状，可能没有下腹部的剧烈疼痛，反而经常表现为尿频、尿不尽，有时可以在下腹部触摸到胀大的膀胱，甚至一些患者没有明显的临床症状，但其实已经有严重的尿路扩张和肾积水。

而排尿困难的最高级别——尿潴留，其发病原因其实跟排尿困难类似，需从膀胱和尿道的梗阻、膀胱和尿道神经肌肉的受损、精神心理因素等几个方面去考虑。所有导致排尿困难的因素都可能导致尿潴留，如膀胱出口或尿道被结石、肿瘤、血块等物质堵塞，前列腺增生，或受子宫肌瘤、囊肿、肿瘤等影响而出现膀胱和尿道的梗阻。而糖尿病或肛门、子宫等部位的麻醉，手术导致的腹下神经（支配膀胱逼尿肌）、盆神经（支配膀胱内括约肌）及阴部神经（支配尿道外括约肌）等外周神经受损，或因使用阿托品等药物而导致的膀胱平滑肌等肌肉功能障碍，都属于膀胱和尿道神经肌肉的受损。此外，精神心理因素导致尿潴留则常见于患者潜意识下过度控制，如需卧床休息的患者还不习惯床上排尿或因肛门等部位手术后害怕疼痛而拒绝排尿等。

私处疼痛
——"鸡"与"蛋"的忧伤

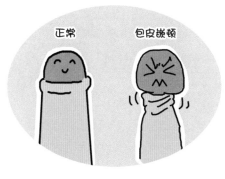

阴茎作为男性特有的性征，疲软是其常态，在受到刺激时才会振奋而高昂。为什么会出现阴茎疼痛？这要分两种情况考虑。当阴茎疼痛发生于疲软常态时，通常提示膀胱或尿道有炎症，患者尿道口会有明显的刺痛。包皮嵌顿是阴茎疼痛的另一个原因：由于嵌顿后阴茎头及其包皮的血液回流障碍、局部水肿及瘀血，从而引起阴茎剧烈、难以忍受的疼痛。而当阴茎疼痛发生于勃起状态时，阴茎硬结症、阴茎异常勃起导致的血液回流障碍则是泌尿科医生首先应考虑到的。

阴囊痛通常由睾丸或附睾病变引起。"蛋疼"可以是慢性、轻微的。如患有毛囊炎、皮脂腺囊肿等阴囊壁自身炎症及鞘膜积液、精索静脉曲张、睾丸肿瘤等，患者就时常有长期、慢性的疼痛和阴囊坠胀感。而外伤或精索、睾丸、附睾等器官出现急性炎症，则常常导致患者有剧烈、难以忍受的"蛋疼"。

三、结石篇

　　尿路结石，古人也称"石淋""沙淋"，在我国一直都有很高的患病率，最新的流行病学调查研究显示，我国成人此病的患病率在6%左右。而我国南方则属于全球尿路结石的高发区，患病率更是达到10%～15%。除高患病率以外，由于目前尿路结石的发病机制尚不明确，导致目前临床上尚缺少非常有效的预防措施，因此高复发率是尿路结石的另一大特点，5年内复发率为30%～50%，10年内复发率更是达到60%～80%。

尿路结石有哪些危害？

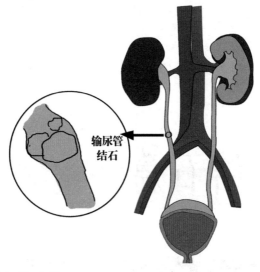

输尿管
结石

1. 影响肾功能

　　尿路结石引起梗阻，可造成梗阻以上部位积水，特别是输尿管结石可造成肾积水，使输尿管扩张、积水。这时，阻塞以上部位压力增大，肾脏血流减少，最终可使肾功能下降甚至完全消失。如果双肾梗阻，则会造成人体代谢的废物在体内蓄积，导致一系列临床症状，如恶心、呕吐、食欲减退等消化道症状，此外还可引起皮肤色素沉着、皮肤瘙痒等。若进入晚期尿毒症阶段，患者全身系统都会受累，出现贫血、心力衰竭、精神异常、昏迷等严重情况，甚至危及生命。即使没有梗阻积水，结石在肾脏内也会导致慢性感染、肾脏纤维化、肾脏萎缩，从而影响肾功能。

2. 造成疼痛及血尿

结石活动导致的肾盂、输尿管平滑肌痉挛可引起腰背部疼痛，典型的表现为肾绞痛。此种疼痛剧烈难忍，有时会伴随放射性疼痛，但有些患者腰背疼痛可能不明显，仅表现为腰部酸胀不适，甚至无任何不适。此外，由于结石在肾、输尿管或膀胱内移动，容易造成尿路黏膜的机械性损伤，小血管破裂出血而导致血尿。同时，患者还可能伴有恶心、呕吐等胃肠道症状。

3. 导致感染甚至肿瘤

多数结石患者会有尿路感染，因此多伴有尿频、尿急、尿痛这些典型的尿路刺激症状。严重的尿路感染甚至会导致感染性休克。而且感染会加重肾功能损害，促进结石的增长，形成恶性循环。长期的慢性感染以及结石刺激，还可导致肾盂黏膜癌变。

结石为何找上门？

　　"**都是命**"，这是**国人对疾病的普遍态度**。尿路结石是命中注定吗？其实，泌尿系结石发病受许多因素影响，诸如遗传基因、生活环境、种族、职业及饮食习惯等，都可能导致结石的形成。目前的研究认为尿路结石是一种以代谢为主的多因素疾病。临床上，我们主要从代谢因素和尿路自身疾病因素两个方面去考虑结石形成的原因。只有重视、寻找结石形成的原因，积极应对，才能够有效减少结石的形成与复发。

1. 导致结石形成的代谢因素有哪些？

（1）"原料"增加

　　结石的主要原料包括钙、草酸、尿酸、胱氨酸、磷等物质。尿液中钙含量增加时就容易形成含钙结石，如甲状旁腺功能亢进的患者。俗话说"病从口入"，吃太多动物内脏、海鲜、蘑菇等高嘌呤食物容易使尿酸过高，因此容易形成尿酸结石。而菠菜、豆类、浓茶、葡萄等高草酸食物，容易使尿中的草酸含量增加，形成草酸钙结石。尿中胱氨酸含量增加容易导致胱氨酸结石形成，还需要考虑家族性胱氨酸尿症等遗传性疾病的可能。

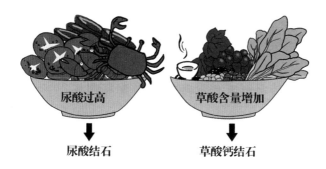

尿酸过高　　　　　　　草酸含量增加

↓　　　　　　　　　　↓

尿酸结石　　　　　　　草酸钙结石

（2）尿液环境改变

尿液的酸碱度可以影响结石的形成。在碱性的尿液中，磷酸盐类结石容易形成；而在酸性的尿液中，尿酸、胱氨酸结石容易形成。

（3）抑制结石形成的物质减少

在我们的尿液中，枸橼酸、焦磷酸盐、酸性黏多糖、镁等物质可以阻碍晶体的聚集，抑制结石形成。当这些物质减少时，尿液中晶体聚集增多，就容易聚沙成石。

（4）尿量变少

临床上，尿量减少是结石形成的重要因素。久坐不动、饮水少是现代人的通病，跟海水晒成盐的原理一样，尿液内水分减少容易使盐类及一些有机物的结晶析出，形成结石。

（5）药物的使用

医学上，肾是药物排泄的主要器官。正常情况下，药物及其代谢物可以随尿液排出体外。但是，当药物在尿液中很难溶解时，就容易沉积下来，形成结石，如氨苯蝶啶、茚地那韦、磺胺类抗生素等药物。这些药物本身就是结石形成的原料。此外，还有一些药物能够诱发结石形成，如乙酰唑胺、维生素 D、维生素 C 和皮质激素等，这些药物在代谢过程中通过促进晶体形成、改变尿液酸碱度等方式，诱发结石形成。

2. 导致结石形成的尿路自身因素有哪些？

尿路自身因素主要考虑梗阻、感染这两个方面。它们是结石形成的重要诱因。梗阻、感染可以诱发结石形成，而结石本身又可以导致梗阻、感染，形成恶性循环。

怎么知道自己得了结石?

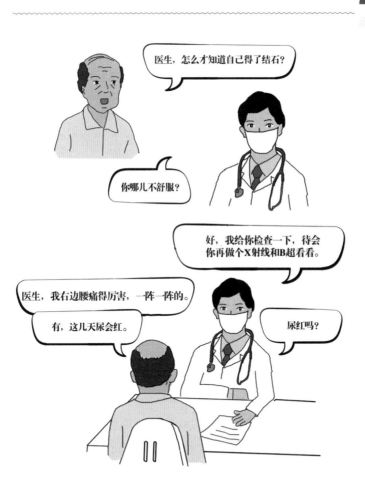

有人会问："医生，怎么才知道自己得了结石？"

"你哪儿不舒服？""医生，我右边腰痛得厉害，一阵一阵的。""尿红吗？""有，这几天尿会红。""好，我给你检查一下，待会你再做个 X 射线和 B 超看看。"通过医生和患者的对话不难发现，诊断结石主要依据两个方面：症状体征和辅助检查结果。那么，尿路结石患者有什么症状体征呢？

临床上把肾结石和输尿管结石称为上尿路结石。对于上尿路结石而言，腰背部疼痛、血尿、胃肠道症状和膀胱刺激症状是最常见的症状。肾、输尿管结石都可能引起腰背部疼痛，典型的表现为肾绞痛。此种疼痛剧烈难忍，可有同侧腹股沟（腹部与大腿交界）、睾丸或阴唇等部位的疼痛，称为放射性疼痛，这时对患者进行体格检查，常可以发现肾区的压痛、叩痛。但有些患者腰背疼痛也可能不明显，仅表现为酸胀不适，甚至完全不痛。尿路结石患者出现血尿主要是因为结石在肾、输尿管或膀胱内移动，造成尿路黏膜的机械性损伤，小血管破裂出血而产生血尿，多数患者表现镜下血尿。另外，尿路结石造成肾、输尿管或膀胱炎症感染，造成黏膜炎症性水肿充血而引起血尿。出现恶心、呕吐等胃肠道症状，是因为人体的肠道和输尿管由共同的神经支配。肾、输尿管结石导致输尿管梗阻痉挛的同时，也刺激了肠道。

临床上把膀胱结石和尿道结石称为下尿路结石。对于下尿路结石患者来说，下腹部或阴茎疼痛、膀胱刺激症状、血尿和排尿困难等均为常见症状。膀胱结石患者的典型表现是排尿突然中断，出现下腹部、阴茎或阴茎头部的疼痛，在改变排尿姿势后，疼痛可以减轻，又能继续排尿。当膀胱结石堵住膀胱"出水口"膀胱颈部时，患者会出现排尿费力、尿线细弱等排尿困难症状。若同时合并膀胱炎症，则引起尿频、尿急、尿痛等刺激症状及血尿症状。而阴茎疼痛、点滴状排尿，严重时出现急性尿潴留，是尿道结石的典型症状。

对于所有尿路结石，如果结石移动损伤尿道黏膜，及继发感染，患者将出现血尿和伴有尿频、尿急、尿痛等典型的尿路刺激症状。

肾结石未完成的"旅行"
——什么是肾绞痛？

"医生，我腰痛是怎么回事啊？"

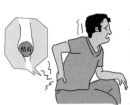

引起腰痛的，可能是骨质疏松，可能是腰肌劳损，可能是腰椎间盘突出，更可能是泌尿系统结石。结石引起的腰痛，有时隐痛不适，有时剧烈难忍，其中，以肾绞痛最为典型。

多数情况下，肾结石不会引起疼痛，可以和人体相安无事。但有时，肾结石会掉入输尿管内，就像顽皮的孩子说："我想去外面的世界看看。"于是，肾结石开始了它的"旅行"。

原本，肾结石可以沿着输尿管而下，掉落至膀胱，再通过尿道排出体外，顺利地完成它的"旅行"。然而，我们的输尿管不是一根均匀、平滑的管。输尿管的管径只有 0.5～0.7cm，当中还有若干生理狭窄的地方，最窄的地方甚至仅有 0.1～0.2cm。因此，当肾结石较大时，肾结石在下落的过程中就可能被卡住，同时堵住沿输尿管流下的尿液。此时，结石上端的输尿管因为尿液无法排出而扩张积水，引起输尿管平滑肌的痉挛和疼痛，即我们所说的肾绞痛。肾绞痛是肾结石未完成"旅行"的表现，当肾绞痛发作时，患者常有一阵阵剧烈疼痛，辗转不安，大汗，感觉恶心，甚至反复呕吐，疼得直不起腰，疼得满地打滚，疼得面色苍白、大汗淋漓，症状不一而足。因此，从医生的角度看，患者的疼痛是"难以忍受，能影响生活的剧烈疼痛"，有的女性患者甚至说比生小孩还要痛。

三、结石篇

如何诊断尿路结石？

22

临床工作中，需要进行腹部X射线平片（KUB）、泌尿系B超、泌尿系CT等影像学检查明确诊断，此外还需要进行血生化和尿液检查以了解患者的一般情况。尿常规可以检查尿中是否有红细胞，也可以通过白细胞、亚硝酸盐、镜检白细胞等指标帮助医生初步判断是否存在尿路感染，必要时可以进行尿液培养来明确尿路感染的致病菌。

常规体检时多会进行泌尿系B超检查，B超筛查甚至黑白超就可以为泌尿系结石的诊断提供初步的帮助。虽然B超筛查存在一定的假阳性，但B超相对简便、经济，对患者没有创伤，结石的检出率非常高，甚至可以把肾脏的钙化点反映出来，它还能检测出X射线下不能显示出来的阴性结石和小结石。同时，这种方法可以清楚观察结石以上尿路的扩张、积水，判断肾积水的严重程度。需要注意的是，即便B超发现结石，也还需要进一步进行X射线检查，如腹部平片、静脉肾盂造影检查，甚至泌尿系CT检查，从而进一步明确诊断，不能只根据B超结果就进行治疗，因为B超难以准确反映结石的具体大小和位置。

三、结石篇

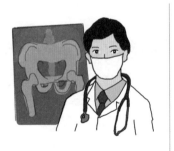

腹部X射线平片

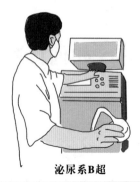

泌尿系B超

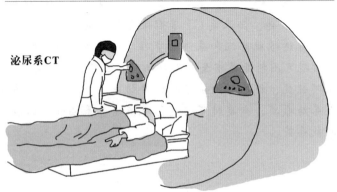

泌尿系CT

腹部 X 射线平片（KUB 检查）是尿路结石检查的常规方法，约 90% 的患者可以通过 KUB 检查来发现含钙尿路结石，并初步判断结石的大小、位置、形态和数量，但因为其有一定的辐射，所以孕期女性不能进行 KUB 检查，并且肠胀气也会影响检查的结果。

泌尿系 CT 是准确率最高的结石检查方式，可以发现 X 射线、B 超所不能发现的小结石，也可以进一步了解患者结石的位置、大小、数目、形态，为手术提供参考，帮助医生选择手术方式，并且可以看清楚肾脏与周围器官的关系，为手术安全提供保障。

结石不痛就可以不管吗?

23

随着人们健康意识的增强，有不少人的结石都是在体检时被发现的，然而他们在平时根本没有感到任何不适。因此可能很多人有疑问："结石不痛还用管它吗？"

1. 结石从来没有痛过，所以不需要治疗？

其实，尿路结石并非越痛就越严重，这主要由结石的大小、数量、位置、肾功能和临床表现等因素决定。就如肾脏内的小结石，可以慢慢变大，如没有定期做检查，日积月累，最终就会形成较大的鹿角状结石。当结石大小跟肾脏的空间吻合，没有引起肾盏、肾盂梗阻或继发急性感染时，患者可能长期没有疼痛的症状。但这并不代表结石不痛就无须治疗，因为即使没有梗阻积水，结石在肾脏内也会导致慢性感染，导致肾脏纤维化、肾脏萎缩。如果结石太大或结石嵌顿太久，就可能造成严重的肾积水，而长期的肾积水将导致肾萎缩、肾脏功能永久丧失等严重后果。

2. 痛过的结石不再痛了就不用担心了？

结石痛过一次就没有再痛了，有人认为结石已经排出来了，也没有去医院做进一步检查，就认为没事了，这种想法也是非常危险的。因为有可能结石并没有排出来，反而是"卡"在尿路的某个部位，不再移动，因此不痛。一旦"卡"住的结石堵塞了尿路，尿路梗阻就容易导致肾积水，从而严重影响肾脏功能。

三、结石篇

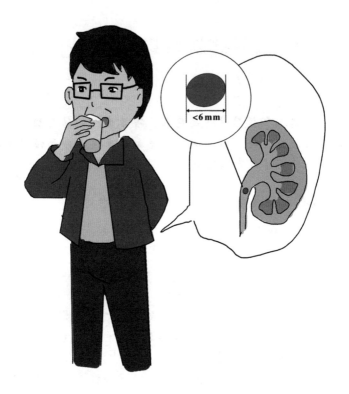

  实际上，结石的处理与否，需要根据病情而定。通常认为，直径在 6 mm 以下的结石有机会自行从人体排出。患者可以通过多喝水、多运动的方式帮助结石排出。此外，患者也可以在专业医生的指导下，尝试通过口服排石药物促进结石的排出。如果结石没有排出来，但没有造成尿路梗阻及感染等问题，可以继续观察，但至少需要每半年复查一次，看看它是否长大，以及有没有造成泌尿系感染或梗阻。若泌尿系结石大小超过 6 mm，尤其是输尿管结石滞留 1 个月还未排出，则建议尽早手术治疗，避免影响肾功能，造成严重后果。

药物排石
——治疗结石的"神器"？

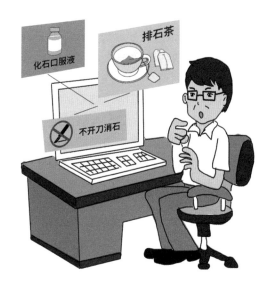

　　谈到结石怎么处理，网络上经常有广告大肆宣传各种排石茶、化石口服液，有"不开刀消石"和"绿色疗法，结石无痛无残留"的疗效。这些药物和方法可信吗？

有的患者对手术很抗拒，想选择药物排石是可以理解的。然而，药物排石是有严格适应证的，我们来看看医学专业书籍的建议："结石＜0.6cm、表面光滑、结石以下的尿路无梗阻时，可以考虑药物治疗"，因此，能够单纯靠口服药物排石的患者不超过10%，如果结石已经比较大了，又造成肾积水，这种情况也要避免盲目应用排石药物。

临床上没有特效药物可以溶解结石，有一些药物可以通过改变尿液中的成分或者调解尿液的酸碱度来减缓结石的形成，如枸橼酸盐。目前市面上用得比较多的排石药是利水通淋的中药和中成药，主要通过增加尿量以冲刷结石，促使结石排出体外。西药的作用也是扩张输尿管平滑肌，原理都是为结石排出创造有利条件，但并不能直接作用于结石，因此仅靠这些药物难以溶解结石，甚至当结石已堵塞排尿管道时，使用排石汤、溶石口服液等制剂会导致尿量剧增，反而使积水问题加重，引起腰背部疼痛、肾功能损害等不良后果。因此，排石药一定要在专业医生的指导下使用，而且辅助排石的药物不建议多吃，一般服用2～3周，如果没有效果，就应该停用，并考虑其他治疗方法。

什么叫体外冲击波碎石？

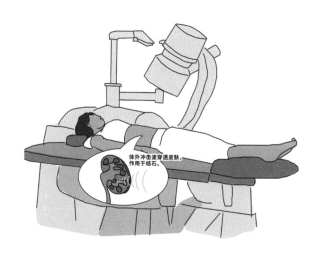

体外冲击波穿透皮肤，作用于结石。

　　20世纪80年代，第一台体外碎石机在德国问世，彻底改革了尿路结石的治疗。体外冲击波碎石（extracorporeal shock wave lithotripsy,ESWL）的基本原理是：碎石机产生一连串冲击波，即短暂而强力的震波，在X射线或超声成像的引导下，冲击波聚焦在患者体内的结石上。冲击波的能量在结石上释放以后，结石被击碎成小片排出来。体外冲击波碎石的副作用比较小，所带来的不适患者一般也都可以忍受，只需要服用止痛药便可控制，大多数患者在治疗后可很快出院，因此这可以说是一种安全有效的治疗方法。但是，体外冲击波碎石绝对安全吗？

三、结石篇

没有一种治疗是绝对安全的，体外冲击波碎石亦不例外。冲击波可能在身体传入点的皮肤内造成挫伤或皮下出血（瘀点），此外对儿童的肺部可能构成损害，因而需要特别保护。肾内的细小静脉也容易被冲击波撕裂，可能导致血液积聚在肾脏周围的空间，形成肾周血肿。大部分轻微的肾周血肿都可以自行吸收消失，小部分会引起剧痛、肿块及内出血的迹象，甚至会造成继发感染导致肾周脓肿。此外，在 ESWL 治疗过程中，结石或尿液中的细菌可能导致尿路感染甚至全身感染，患者可能出现尿频、尿急乃至寒战、发热等感染表现，血液学检查可发现血细胞升高。由于 ESWL 是将较大的结石击碎成小块结石，在患者小便的时候可以将碎石和尿液一同排出来，因此结石在排出的过程中可能会损伤尿路黏膜，造成血尿、腰痛、尿痛等不适，而如果碎石过大，不能排出，就可能堵塞输尿管，导致尿路梗阻。

因此，结石治疗中不存在"一法应万变"的情况。对于体外冲击波碎石，由于其损伤小，是很多尿路结石患者考虑的首选治疗方法。一般来说，体外冲击波碎石适合治疗直径在 2 cm 以下的肾结石、直径在 1 cm 以下的输尿管结石，对于较大的结石，用体外冲击波碎石清除结石的概率会很低，不建议选择。此外，若结石在肾下极，或结石硬度大不能被冲击波击碎，都不建议首选体外冲击波碎石治疗。而对于肾功能较差者，因为其肾脏不能产生足够的尿液冲出碎石，体外冲击波碎石的效果也会变差。如果尿路有梗阻，尿液排出不畅，结石就算碎了也不能排出，故不应用体外冲击波碎石。如果患者有尿路感染，体外冲击波碎石可能将感染散播到血液中，因此也需要谨慎考虑。同时，严重肥胖、脊椎严重畸形的患者采取体外冲击波碎石的效果可能欠佳，并且，此方法不能用于患有结石的孕妇。

此外，体外冲击波碎石可能造成出血，因此不能在有出血倾向的患者身上使用。而对于患有腹主动脉瘤或心律不齐的患者，选择冲击波治疗也是需要万分谨慎的。

总体来说，体外冲击波碎石是对肾功能影响较小的治疗方式，但也要注意治疗的副作用，此方法在人体同一部位使用不能超过两次，而且时间需间隔两周以上，如果两次冲击波碎石的效果都不理想，就要考虑尽快手术取石以保护肾功能了。

微创取石最保险?

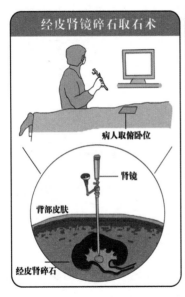

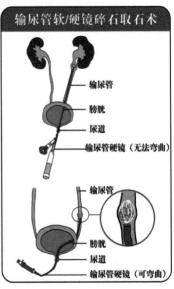

微创是外科手术一直追求的方向与目标。目前,国际上主要以微创手术治疗泌尿系结石,取石成功率可以高达90%,甚至达100%。就以治疗肾结石为例,如果做开放手术,不但创伤大,还会破坏肾脏正常的解剖结构,严重影响肾功能,且结石更容易复发,目前这种手术已经较少应用。选择微创手术的话,几乎不会对肾功能造成影响,并且针对不同结石还可以采取不同的微创处理方式,大的肾结石

三、结石篇

可以选择经皮肾镜碎石取石术，小的肾结石和输尿管结石可以选择输尿管软镜或硬镜碎石取石术，膀胱结石可以选择经尿道膀胱碎石取石术，即使结石复发，也可以反复手术，且不会对肾脏的解剖结构和功能造成太大影响。因此可以说，微创取石是非常保险的手术方式。

1. 什么是经皮肾镜碎石取石术？

经皮肾镜碎石取石术是先在患者腰部打一个直径约0.6 cm 的小孔，在皮肤与肾脏之间建立一个通道，然后将筷子粗细的内窥镜伸入肾脏的结石部位，看到结石后应用气压弹道、超声、激光等碎石设备，将结石击碎、取出。即使结石体积较大，如鹿角形结石，经皮肾镜碎石取石术同样可以适用，相对于开放手术，经皮肾镜碎石取石术对肾脏的损伤小，结石清除率高，恢复快，是目前治疗肾脏结石应用最广泛的微创手术方法。

2. 什么是输尿管软／硬镜碎石取石术？

输尿管软／硬镜是应用细小的输尿管镜经尿道插入膀胱，然后上行进入输尿管或者肾脏内，在直视下进行碎石。输尿管软／硬镜碎石取石术主要用于保守治疗或者药物治疗无效的各种输尿管结石，以及部分直径小于 2 cm 的肾结石。如果结石在输尿管的中下段，一般可以用输尿管硬镜把结石击碎，直接用取石钳或者套石篮取出来。如果结石位于输尿管上段或者肾脏内，可以应用输尿管软镜联合钬激光碎石。由于利用的是人体的自然通道，因此人体表面不会产生任何伤口，更不会留有疤痕。输尿管软／硬镜碎石取石术具有损伤小、痛苦轻、恢复快等优点。手术当天或者术后 1 天就可以出院了，在有些医院可以进行门诊日间手术。

问题

27

怀孕期间
得了输尿管结石怎么办?

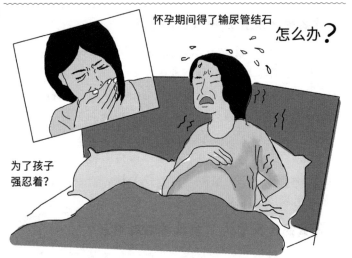

怀孕期间得了输尿管结石 怎么办?

为了孩子强忍着?

太太怀孕5个月,一天,忽感右侧腰部疼痛,疼痛剧烈,全身出汗,感觉恶心、想吐。先生见状,急忙将太太送往医院,做了B超检查后发现原来是尿路结石惹的祸。怀孕期间的输尿管结石可能引起感染、肾积水,甚至流产、这可怎么办?

1. 为什么妊娠期间容易形成尿路结石?

怀胎是一个十分辛苦的过程,在这一过程中,女性的生理状态将发生改变,导致结石形成的风险增高:①妊娠期女性体内孕激素水平升高,而雌激素水平相对降低,可使输尿管平滑肌蠕动减弱,尿流缓慢;②妊娠前3个月,女性可能出现生理性肾积水;③妊娠后几个月,增大的子宫可能压迫输尿管和膀胱,增加尿路梗阻和感染的风险。

2. 妊娠期间尿路结石有什么危害？

妊娠期间，女性生理状态的改变使肾结石掉入输尿管的风险变大。结石一旦卡在输尿管中，最常见的症状就是肾绞痛，即腰背部的剧烈疼痛，可伴有恶心、呕吐、血尿等症状。一些女性为了宝宝，强忍疼痛不吃药不打针，结果就损害自身健康：疼痛及炎症可诱发子宫收缩，引起出血，甚至流产。若尿路梗阻，还可能引起肾积水以及尿路感染，不但会损害肾功能，还可能会因为感染而造成流产，甚至威胁生命。因此妊娠期尿路结石症危害极大，一旦发现，必须及时就诊，积极治疗。

3. 妊娠期间输尿管结石如何诊断？

在正常的妊娠过程中，准妈妈们的膀胱也会受增大子宫的压迫而出现尿急、尿频等症状。这些症状容易影响医生对输尿管结石的判断。同时，由于 X 射线可致胎儿畸形，因此给医生诊断增加了难度。B 超检查对胎儿无害，是临床上妊娠期输尿管结石的首选诊断方法，必要时也可以选择低剂量 CT 检查来明确诊断。

4. 妊娠合并输尿管结石如何治疗？

胎儿对药物和放射线非常敏感，任何治疗不当都可能造成严重后果，因此治疗时需要根据结石的大小、位置，有无梗阻、感染等病情以及孕妇本身的具体状况而定。在妊娠期间，在病情可控的前提下，一般都主张保守治疗。以药物治疗和临床观察为主的保守治疗是妊娠期输尿管结石治疗的第一道防线。主要措施包括：①大量饮水，增加尿量，促使较小结石自动排出；②如果肾绞痛发作，给予对症治疗，选用黄体酮等可以解除输尿管痉挛、缓解疼痛的药物；③如果发现尿路感染，选用对胎儿影响小的抗菌药物。

三、结石篇

若结石较大，无法自行排出，怎么办？这时，手术治疗就成了第二道防线，可避免尿路结石对胎儿和母体的严重损害。体外冲击波碎石对胎儿及女性生育能力均有影响，因此不建议选用。而经尿道输尿管内置入支架是常用的手术方式。主要原理是将双 J 管经膀胱逆行放置到肾脏内，尿液可通过双 J 管从肾脏引流到膀胱，以减轻肾积水，从而保护肾功能。这样，就可以等到胎儿分娩后再进一步处理结石。如果逆行置入了双 J 管后，仍然无法引流尿液或控制感染，或者无法置入双 J 管，可以考虑进行经皮肾穿刺造瘘引流术来引流尿液。然而，即使采取了上述措施，仍无法控制肾积水以及感染的恶化，比如结石梗阻很久，合并了严重感染，孕妇出现了休克、生命体征不稳定时，应积极救治孕妇。必要时需要中止妊娠。

5. 如何预防妊娠期结石的发生？

既然妊娠期输尿管结石的危害这么大，那我们应如何预防呢？

①在怀孕前最好做个常规检查，如果存在尿石症的话，怀孕前最好消除隐患。也可以找专科医生进行评估后再怀孕。

②平时多饮水，稀释尿液，有利于结石晶体排出，减少结石形成风险，不要憋尿。

③饮食上应多吃蔬菜和水果，不但可以降低结石形成的可能性，而且也可以起到润滑肠道的作用。但草酸含量高的菠菜、浓茶、咖啡应尽量少食用。

总之，妈妈们在妊娠期间要注意观察身体有无不适，出现不适症状应及时到医院就诊。

结石预防
——为什么要做结石成分分析？

　　临床上，最常见的泌尿系结石是肾结石，其次是输尿管结石。很多患者的结石自行排出或手术取出后都会丢掉，其实，我们完全可以利用起来，变废为宝。

　　大家都知道，手术切下来的肿瘤组织标本一定要做病理分析，这样我们才知道是什么肿瘤，乃至肿瘤的分期、分级，这对临床上的进一步治疗具有非常重要的意义。事实上，对于结石患者来说，结石就是患者的病理标本，通过对结石进行成分分析，有助于帮助找到结石的成因，从而更有效地预防结石复发。很多结石患者会抱怨，好不容易做手术取出结石，结果没过几年又复发了。其实，尿路结石的复发率非常高，5年复发率为30%～50%，而10年复发率更是高达60%～80%，医生可以根据结石的具体成分，给患者提出有针对性的预防方案，从饮食、生活习惯等方面帮助患者预防结石复发，这也就是我们对结石进行成分分析的意义所在。举个例子，如果成分分析显示是尿酸结石，那患者就要尽量少吃牛肉、猪肉、动物内脏、海鲜等高嘌呤食物，少饮咖啡、啤酒，同时要碱化尿液。如果是草酸钙结石，就要尽量避免吃一些含草酸高的食物。如果以含钙结石为主，如磷酸钙结石、草酸钙结石，则应该少吃动物蛋白高的食物，如鱼等，高钠、高糖的食物也应避免摄入。另外，像一些感染性的结石，主要是要控制尿路感染。

三、结石篇

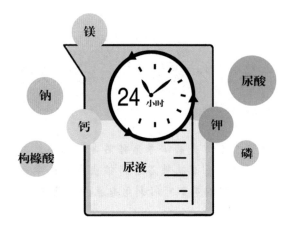

　　此外，对于一些特殊的患者，如儿童患者、复杂性结石患者，特别是结石反复发作的患者，还建议做 24 小时尿液成石危险因素分析，联合结石成分分析结果，可以更好地对结石进行预防。因为结石是在尿液中形成的，所以这个检查能够检测尿液中与结石形成的相关成分是不是有所改变，进而从改变尿液的性质入手预防结石复发。

　　什么是 24 小时尿液成石危险因素分析？其实，就是收集一个人从早到晚整整一天 24 小时的尿液，然后分析尿液中钠、镁、钙、钾、磷、尿酸、枸橼酸等和结石形成相关的成分的变化。这些指标的异常会影响结石的形成，如尿液中钙、钠、磷、草酸含量的升高和枸橼酸含量的降低，都会促进草酸钙、磷酸钙结石的形成，尿酸含量的升高则会促进尿酸结石的形成。通过检测，医生知道哪些指标是异常的之后，就可以进行有针对性的治疗。如尿钠过高的患者，医生会建议其清淡饮食。尿枸橼酸降低的话，可以通过服用枸橼酸盐来增加体内枸橼酸的含量，从而预防结石的复发。

预防尿路结石该怎么做？

　　都说结石病重在预防，但尿路结石成因很复杂，复发率也很高，我们应该注意哪些事项呢？

1. 科学饮水

　　生活中就可发现，如果饮水不充足，尿液颜色常常会变深。这时，尿液中各物质浓度升高，就容易聚集在一起，诱发结石形成。因此，预防结石最简单的方法是足量饮水。一般推荐每日喝水量在 2.5 ~ 3L，保持尿液颜色淡黄、清亮。但如果患者有心肾功能不全，则饮水要适量，避免过度摄水引起心肾功能衰竭。

2. 调整饮食结构

　　改变不良饮食习惯、注意饮食营养均衡等，均有利于预防结石。超重会增加结石的发生风险，因此肥胖患者要加强运动，控制体重。

3. 结石成分分析

　　上面说到，结石分析可以帮助指导结石复发的预防，因此建议完善这个检查。

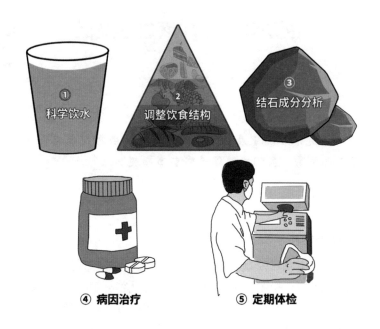

① 科学饮水 ② 调整饮食结构 ③ 结石成分分析

④ 病因治疗 ⑤ 定期体检

4. 病因治疗

及时治疗尿路感染、甲状旁腺功能亢进等可诱发结石形成的原发病。

5. 定期体检

每年一次的 B 超检查可帮助患者早期发现结石，利于早期治疗，避免肾积水、肾功能损害等不良后果。

结石的"小伙伴"
——什么是肾积水？

　　我们来看一个泌尿系B超的诊断描述："右肾集合系统见分离暗区，深约36mm，右输尿管上段扩张，内径为12mm，扩张起始处见强光团，大小为24mm×11mm，伴声影。"如上所述，输尿管上段伴声影的强光团就是结石，当结石堵塞输尿管时，尿液不能排出，梗阻以上的输尿管上段、肾集合系统扩张，即出现肾积水。肾积水常是结石的"小伙伴"，长期肾积水严重时会导致肾衰竭。

　　肾积水患者会有什么表现？许多肾积水患者早期可能没有任何症状，直至在体检、有腰酸胀感或有腹部包块时才发现自己已患病。儿童出现肾积水的原因通常是患有先天性肾盂输尿管连接处狭窄等疾病，这种积水一般进展得比较缓慢，患者常仅有腰腹隐痛、酸胀等不适，甚至完全无症状，直至严重肾积水时才出现腹部包块。肾积水也可以见于结石、肿瘤堵塞尿路，或炎症、结核导致排尿"管道"的狭窄，多数的患者往往伴随原发疾病的症状，如结石引起的腰痛、血尿，炎症、结核引起的发热，前列腺增生引起的排尿困难等。若继发感染，则最终可发展为肾积脓，严重感染时患者会出现脓尿、尿频、尿急、尿痛等症状，以及表现为寒战、发热等全身症状。

三、结石篇

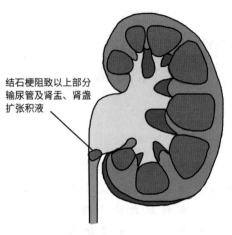

结石梗阻致以上部分
输尿管及肾盂、肾盏
扩张积液

肾积水通常由尿路梗阻引起，长时期的梗阻将对肾功能造成严重影响，因此，应该尽快解除梗阻以保护肾功能。当患者病情危重时，可以对患者进行肾穿刺造瘘，建立一个从皮肤表面到肾脏的通道，将尿液由肾脏直接引流出体外，避免继续损坏肾功能，等到患者身体素质改善、条件许可后，再进一步解除结石、肿瘤等梗阻病因。对于难以修复的输尿管狭窄、晚期肿瘤的压迫等原因导致的肾积水，除肾穿刺造瘘之外，还可以选择在患者输尿管内放置双 J 管，两者都可以持续引流肾脏内的尿液，既能缓解、消除肾积水，保护肾功能，又能改善患者的生活质量。如果肾积水是由先天性畸形引起的，则应该尽早进行手术治疗，选择合适的手术方式，纠正先天畸形，争取挽救肾功能。如果肾积水非常严重，已经严重破坏肾脏的功能，则可以考虑不再保留肾脏，而进行手术切除积水肾。如果出现双肾积水，医生会根据情况，尽可能保护肾脏功能。一侧肾积水较轻而另一侧严重时，先治疗严重的一侧，尽快解除梗阻以挽救肾功能。同时，尽快治疗积水较轻的一侧。两侧肾积水已经导致总肾功能变得很差的时候，可以考虑先进行血液透析，稳定患者的病情，待情况好转后优先解除梗阻，引流尿液。两侧肾积水均较轻时，医生会对患者的情况进行综合评估，选择最优的手术方式，获得最大的治疗效果。

四、肿瘤篇

　　肿瘤，无论古今，人们往往谈之色变。《内经》的"石瘕"，及所谓的"石疗""肾岩""乳岩"均是肿瘤的名称。古代医者们以石、岩喻瘤，也正是对它最浅显的描述：一种像石头一样顽固的疾病。近年来，随着人们生活方式的改变，以及人均寿命的不断增长，泌尿系统肿瘤，尤其是肾细胞癌、膀胱癌、前列腺癌等恶性肿瘤的患病率及发病率在不断增高，愈加危害人们的健康。

肾脏占位是怎么回事？

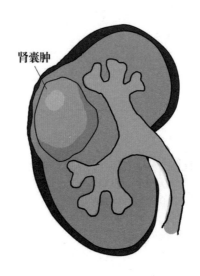

肾囊肿

"肾脏占位，性质待查，建议结合临床进一步检查。"一个简单的泌尿系超声检查报告，虽然没有明确到底是什么问题，却足以让人忧心忡忡。随着人们健康意识的提高，每年常规的泌尿系超声检查，常常可以无意中在肾脏发现病变——占位。这些占位包括哪些可能呢？

占位可以是实性的、液性的，也可以是混合性的。单纯的肾囊肿在健康的人身上也不算罕见，如果没有造成什么影响，特别是小于 4 cm 的肾囊肿通常不需要治疗。但如果囊肿有"囊壁不规则""囊壁实体"等可疑特征，甚至整个病变均为实体，则需要排除恶性肿瘤的可能，建议进行肾脏 CT 等进一步检查。

如果发现是实性占位也不用太担心，最常见的肾肿瘤可能是良性的错构瘤。

错构瘤又叫肾血管平滑肌脂肪瘤，也就是说这种肿瘤是由于血管、平滑肌、脂肪等成分混杂而成，其本身为良性组织，只是生长在肾脏里面。肾错构瘤约占肾脏实体肿瘤的 2% ~ 6%。一般情况下，肾错构瘤是不会癌变的，但部分患者的肿瘤在某些内外环境因素的影响下会有癌变的可能。一般来说，体积不大的肾错构瘤多无症状，常在体检做 B 超或 CT 时被发现，小的错构瘤对身体一般不会构成威胁，建议定期体检。体积较大的肾错构瘤因挤压周围组织和腹腔脏器，可引起上腹胀感不适，如饱胀感。当肿瘤内出血或肿瘤破裂出血，就需要进一步处理了。如果急性出血导致瘤体迅速增大，会出现腹痛，严重者可出现失血性休克，须急诊就医。

最常见的肾脏恶性肿瘤是肾细胞癌，它是来自肾脏本身的恶性肿瘤，晚期会出现腰部"肿块""血尿""疼痛"三联征。需要注意的是部分肾癌有家族遗传性，也有部分肿瘤是由其他部位的"癌"转移而来的，这时，单凭超声检查很难决定如何处理，需要进一步检查去弄清楚病情。

问题

32

肾肿瘤要做什么检查？

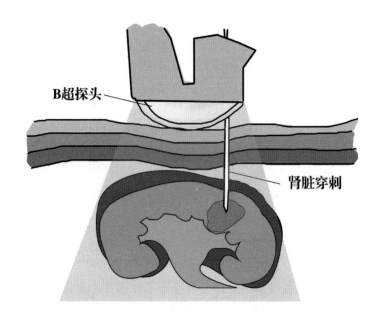

B超探头

肾脏穿刺

　　B超的回声可以反映肿瘤内的组织学特点，起到筛查肿瘤的作用。肾错构瘤是一种良性肾肿瘤，肿瘤成分以血管、平滑肌、脂肪为主，在B超检查中呈现"高回声"；而肾细胞癌是一种实质肿瘤，不含脂肪或者脂肪成分比较少，在B超检查中呈现"低回声"。因此，B超检查可以初步鉴别错构瘤和肾癌。但如果在B超检查中发现肾内肿块有可疑的恶性征象，则要进一步检查来分辨肿块的性质。

四、肿瘤篇

比 B 超检查更高级别的下一步检查，目前主要是 CT 和 MRI 检查。特别是通过注入造影剂完成的增强 CT 和 MRI 检查，对鉴别肾肿瘤的良恶性有重要的价值，"肿块形状不规则""肿瘤侵犯超越肾筋膜""转移、肿大的淋巴结"或"静脉癌栓"等描述，均提示肿瘤是恶性的可能性比较大。而 MRI 则对肾肿瘤的范围以及确定是否为原发于肾脏的"本地居民"有较大价值。同时，MRI 可以明确患者肿瘤扩散和转移的情况，尤其可以明确肿瘤对周围组织的侵犯程度以及已转移到哪些淋巴结，因此可以帮助医生进行肿瘤的临床分期，为后续的治疗提供依据。

就肿瘤来说，CT 和 MRI 可以提供有关肿瘤的良恶性、侵犯范围、有无转移到附近淋巴结、有无侵犯至大血管等资料。除了上述检查之外，还需要完成一些其他辅助检查。胸部 X 射线是患者的常规检查项目，拍摄胸部正、侧位可以帮助明确有无肺部结节等肺转移的表现及其他的胸部病变。除此之外，考虑手术治疗的患者，手术前还需要完善血生化等实验室检查，包括血尿常规、肝肾功能、凝血功能等血生化以及针对肿瘤特异性检测的肿瘤标记物检查等。如果怀疑有骨转移，则可以做核素骨扫描检查，核素骨扫描发现骨转移病变可以比 X 射线检查早 3 ~ 6 个月，做到早发现、早应对。

随着 CT 和 MRI 的技术设备发展，临床上对判断肾肿瘤是否为恶性已比较准确，但如果 CT 或 MRI 的检查结果无法明确肿瘤的性质，或医生在肿瘤切除之前需要准确的病理诊断，就需要做"肾穿刺活检"来取组织检查了。此外，如果肿瘤已经无法切除，但需要明确肿瘤的性质为进一步的放疗、化疗，以及免疫治疗等方法提供依据，肾脏组织活检便是取得病理诊断的唯一方法。

问题

33

肾癌能治好吗?

在人们的认知中,肿瘤总是难以治愈的。肾癌能治好吗?

回答这个问题之前,我们先来看看肾癌为什么发生。肾癌在老年人尤其是男性中较为多见,它的形成与很多因素有关。临床中大部分的肾癌都是散发的,并没有见到有明显的倾向性因素。从肾细胞发展出来的肾细胞癌晚期

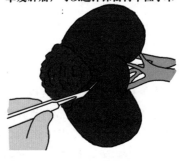

没有转移,最大直径小于4cm的肾脏单发肿瘤,可以选择保留肾单位手术

会以腰部的肿块、血尿或腰痛等症状表现出来。此外,部分肿瘤会分泌一些化学物质,导致患者出现诸如高血压、红细胞数增多或肝功能异常等。肾细胞癌是恶性肿瘤,它对放射治疗及化学治疗均反应差,但是早期用手术根治性切除肿瘤可以达到治愈肾癌的目的。根治性肾切除术是治疗肾癌的最主要方法,除了完全切除肿瘤所在肾脏,还可以根据肿瘤的大小、位置、患者的肾功能等实际情况,选择保留肾单位的肾部分切除手术。对于早期的肾癌,还可以采取射频消融、冷冻消融等微创治疗。对于晚期有转移或者不能耐受根治性切除手术的患者,则可以采取肾动脉栓塞加化疗、免疫基因治疗、靶向药物治疗等多种方式,以改善患者生活质量,延长其寿命。

肾癌术后要注意什么？

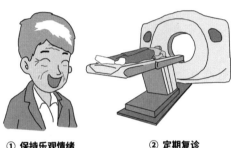

① 保持乐观情绪　　② 定期复诊

手术是肾癌主要的治疗方式，手术后患者需要注意什么？

1. 保持乐观情绪

有数据统计，Ⅰ、Ⅱ、Ⅲ、Ⅳ期的肾癌患者治疗后 5 年生存率分别可达到 92%、86%、64%、23%。一句老话，"哀莫大于心死"，同样，癌亦莫大于心死。面对癌症，需要的不仅是勇气和积极治疗，还要乐观与耐心。

2. 定期复诊

术后定期复诊的主要目的，是检查有无肿瘤复发、转移或出现新生肿瘤。进行保留肾单位手术的患者，需在术后 3 个月内进行腹部 CT 检查，帮助医生明确术后病情，同时可用于对比以后定期检查的结果。除此之外，复诊时需要进行必要的体格检查，以及进行血生化、肿瘤标记物、肝功能、肾功能等检查。

四、肿瘤篇

35

肾癌和肾盂癌是一样的吗？

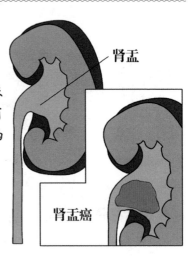

肾盂

肾盂癌

大家可能注意到临床上有人被诊断为肾癌，有人被诊断为肾盂癌。这两种疾病有什么不同呢？

　　虽然说这两种疾病都是来源于肾脏的肿瘤，但"一字之差，谬之千里"。首先，这两种肿瘤的组织来源不一样：肾癌也称肾细胞癌，是来源于肾实质的肿瘤，肾盂癌则是来源于肾盂黏膜的尿路上皮癌，生长在肾脏的集合系统。其次，这两种肿瘤的临床表现、症状不一致：肾癌早期生长隐匿，可能没有任何症状，仅在体检的时候通过泌尿系B超、CT等影像学检查可发现肾脏的实性占位，到了晚期随着肿瘤的增大以及侵袭，转移到周围组织器官，可以出现典型的"疼痛""包块""血尿"三联征。而肾盂癌早期即可能出现无痛性肉眼血尿，但早期影像学检查可能不能发现肿瘤，需要借助内窥镜检查明确诊断，或通过尿脱落细胞检查来发现肿瘤细胞。

四、肿瘤篇

"天然尿袋"长了瘤
——为什么会得膀胱癌？

小便的时候突然发现尿是红的，但是一点也不痛，除了尿红以外，没有任何感觉，到医院检查竟然是得了膀胱癌。那么哪些原因会导致膀胱癌呢？

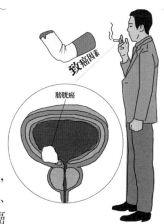

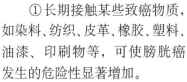

①长期接触某些致癌物质，如染料、纺织、皮革、橡胶、塑料、油漆、印刷物等，可使膀胱癌发生的危险性显著增加。

②吸烟是导致膀胱癌最重要的因素，约有 1/3 的膀胱癌的发生与吸烟相关。吸烟者患膀胱癌的概率是不吸烟者的 4 倍。"吸烟有害健康"并不是说说而已：吸烟量越大，吸烟的时间越长，发生膀胱肿瘤的可能性也越大。而戒烟后，膀胱癌的发病率可以有所下降。

③异物长期刺激及慢性膀胱炎症可以增加膀胱癌发生的概率。如膀胱结石、膀胱憩室等疾病，容易诱发膀胱癌。

④膀胱癌的发生与癌基因的激活和抑癌基因的缺失有关。膀胱移形上皮基因发生变化，导致细胞无限增殖，最后形成了癌。研究认为，长期大量服用镇痛药非那西丁和吃含有亚硝酸盐的食物及持续进行盆腔放射治疗等，可能导致基因改变，增加膀胱癌的发病率。

四、肿瘤篇

怀疑患膀胱癌要做什么检查？

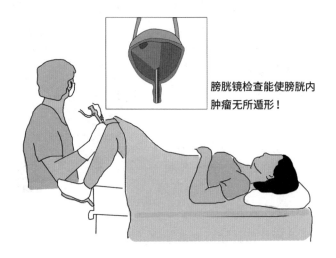

膀胱镜检查能使膀胱内
肿瘤无所遁形！

　　膀胱癌主要的临床表现是血尿，当出现无痛性的肉眼血尿时，医生会高度怀疑肾盂癌、膀胱癌、输尿管癌等尿路上皮癌的存在。由于尿路上皮癌的一个重要特征是癌细胞可以从肿瘤上脱落掉入尿液中，因此这些癌细胞可以通过尿脱落细胞学检查找出来，尿核基质蛋白22（NMP22）是特异性和敏感性都较高的一个膀胱癌肿瘤指标，可以帮助医生诊断膀胱癌和观察疗效。

　　和绝大多数肿瘤一样，膀胱癌的诊断也需要影像学检查的帮助，泌尿系B超可以发现凸起于膀胱壁的肿物，而CT、MRI、正电子发射计算机断层显像（PET-CT）等检查不但可以发现更小的病灶，还可以观察肿瘤与膀胱壁，乃至周围组织器官的关系，以确定癌症有无扩散到膀胱外或转移到远处的组织器官。

影像学检查可以初步判断膀胱是否长了肿瘤，但对于膀胱肿瘤来说，明确诊断的金标准则是病理活体组织检查。需要在膀胱镜检查的帮助下，取一小块肿瘤组织样本送到病理科检验得出病理诊断。具体做法是经尿道口插入带摄像头的内窥镜，通过尿道一直进入膀胱内，借由膀胱镜的摄像头，膀胱的内部情况便可一览无余，可以说膀胱镜就像是照妖镜，可以令膀胱癌原形毕露，直接观察膀胱内肿瘤的情况，并取肿瘤组织进行组织病理分析，从而明确肿瘤的性质。

"天然尿袋保卫战"
——得了膀胱癌怎么办？

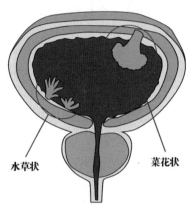

水草状　　　　　　菜花状

膀胱癌的治疗主要以手术治疗为主。根据肿瘤对膀胱壁的侵犯程度，膀胱癌主要分为浅表性的肌层非浸润性膀胱癌和侵犯膀胱肌层的肌层浸润性膀胱癌。大部分膀胱癌是浅表性膀胱瘤，它们局限在膀胱内壁黏膜及下层结缔组织。典型的膀胱癌呈"水草状"或者"菜花状"向膀胱腔内生长，扩散的机会较小，一般可以通过微创内窥镜手术，用电刀或者激光将肿瘤完整切除，这种手术也称为"经尿道膀胱肿瘤切除术"。一旦肿瘤恶性度较高，侵犯膀胱肌层，甚至穿透整个膀胱壁则要高度重视。由于肌肉层布满血管及淋巴管，癌肿一旦侵犯肌层，转移到膀胱周围甚至身体其他部位的概率就会大大增加。因此，侵犯肌层的膀胱癌不能单依靠经尿道膀胱肿瘤切除来控制，而需要更具有侵略性的手术，如膀胱部分切除，甚至把整个膀胱切掉，再利用人体的回肠或者结肠做一个新膀胱，帮助术后储存和排出尿液。对于年老体弱，无法耐受较大手术，或者无法手术的晚期膀胱癌患者，可以考虑放疗、化疗以及免疫治疗等方法，减轻患者的血尿、疼痛等症状，在提高生活质量的同时延长生存时间。

四、肿瘤篇

早期膀胱癌
电切术后要注意什么？

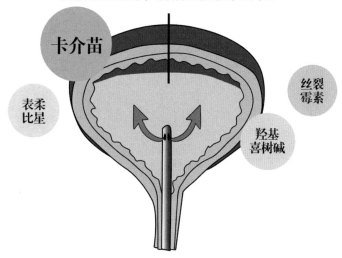

膀胱灌注治疗，肿瘤细胞被杀死啦！

卡介苗

表柔比星

丝裂霉素

羟基喜树碱

　　前面我们已经提到，对于早期膀胱癌患者，保留膀胱的经尿道膀胱肿瘤切除术是主要的治疗方式，有完全治愈的可能。然而，对于保留膀胱的患者，大约有 50% 的概率可能在 2 年内出现肿瘤的复发，并且是新生肿瘤，不在原来的肿瘤位置。同时，有 10% ～ 15% 的复发肿瘤有恶性程度增加的趋势。因此膀胱癌患者在进行保留膀胱手术后，还需要进一步的治疗。为了预防肿瘤复发，手术后患者需要进行膀胱内药物灌注治疗，即将药物经尿道注入膀胱内，

四、肿瘤篇

杀灭可能残留的肿瘤细胞，最常用的是卡介苗，以及表柔比星、丝裂霉素、羟喜树碱等化疗药物。除了在术后24小时内进行即刻灌注化疗之外，还需要进行术后定期灌注化疗。术后定期灌注化疗是在术后1～2周，患者排尿恢复正常后开始。通常每周1次，灌注8次后改为每月1次，共6～12个月。灌注前患者排尽尿液，灌洗后将药物保留在膀胱内30～45分钟，结束后需大量饮水排空膀胱内的尿液。除此之外，还需定期复诊，进行膀胱镜、泌尿系CT等检查，明确有无肿瘤复发。膀胱镜检查一般每3月1次，2年无复发的，可改为每半年1次。

"栗子"变"石头"
——为什么会得前列腺癌?

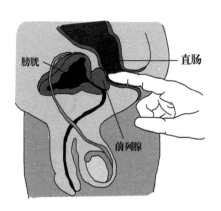

膀胱

直肠

前列腺

前列腺是男性特有的一个栗子形状的性腺,当有一天,医生通过直肠指诊发现前列腺变成了硬硬的"石头",说可能是得了前列腺癌,到底是怎么回事呢?

　　前列腺癌在 40 岁以前十分罕见,之后其风险便会随年龄增加而增大。但目前前列腺癌的病因尚未完全明了,仅有部分危险因素被确认。其中一个重要因素是遗传。有研究表明,男性有任何一位直系亲属患前列腺癌,则他的"栗子"变"石头"的风险可能较常人增加 1 倍。如果有两位或两位以上的直系亲属患前列腺癌,风险更是将增加 5 ~ 11 倍。此外,前列腺癌在西方发达国家的男性中十分普遍。当一个亚洲人移民到美国居住,他患前列腺癌的机会可能增加 20 倍以上,可见环境因素也相当重要。近年来,随着我国生活及饮食习惯越来越西方化,前列腺癌的发病率也越来越高。一些外源性因素也可促使前列腺癌的发病,如长期进食油炸或高动物脂肪的食品,以及维生素 E、硒、木脂素类、异黄酮等物质的低摄入等。

四、肿瘤篇

<h1 style="text-align:center">血 PSA 升高
就一定是前列腺癌吗？</h1>

早期的前列腺癌几乎不会有任何临床症状，所幸的是我们可以通过直肠指诊和抽血检测前列腺特异抗原（prostate specific antigen，PSA），对前列腺癌进行早期筛查。如果直

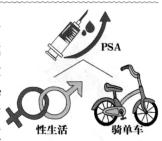

性生活　　骑单车

肠指诊摸到前列腺有硬结，就要怀疑有前列腺癌的可能性了，这时需要进一步抽血检查 PSA 或进行彩超、MRI 等检查。PSA 是前列腺癌的特异性肿瘤标记物，可通过抽血检查明确其数值有无升高来判断患者是否得了前列腺癌，也可作为监测术后肿瘤有无复发的指标。我国泌尿外科的专家们建议，50 岁以上的男性需要每年常规进行前列腺直肠指诊和 PSA 检查。有前列腺癌家族史的男性，则应从 45 岁开始进行检查，以便早发现、早治疗。

目前，国内外公认的血清 PSA 的正常参考值为：0 ~ 4.0 ng/mL（纳克／毫升），大于 4.0 ng/mL 为升高，提示前列腺癌的可能。需要注意的是，PSA 升高并不一定意味着前列腺癌。PSA 的检测结果可受多种因素影响，如前列腺炎、良性前列腺增生等疾病，或直肠指诊、膀胱镜检查、尿流动力学检查等操作，乃至性生活、骑单车等运动都可能会导致患者 PSA 有不同程度的升高。只是相较之下，前列腺癌患者 PSA 升高会更为明显，且呈进行性、持续性升高。因此当检测 PSA 值升高时，先不要惊慌，我们要做的是尽快进行系统检查评估病因。

硬化的"栗子"怎么办
——前列腺癌该如何治疗?

如果怀疑得了前列腺癌,除了进行 MRI、胸片、全身骨扫描等检查,明确前列腺癌的临床分期,确定前列腺癌是否有转移之外,也可进行前列腺穿刺活检。前列腺穿刺活检是诊断前列腺癌的"金标准",在经组织病理分析确定前列腺癌及肿瘤细胞的恶性程度分级(Gleason 评分)之后,可根据患者的综合情况决定下一步的治疗方式。

1. 观察等待治疗

一般情况下,前列腺癌是一个发展比较缓慢的肿瘤,因此对于早期的前列腺癌,如果 Gleason 评分小于 6 分,也没有转移,则可以持续观察肿瘤的进展。患者每 3 个月复诊一次,进行直肠指诊以及 PSA 检查,并结合经直肠前列腺彩超等影像学检查,若发现肿瘤进一步恶化,则进行手术治疗。此外,如果患者年事已高或有健康问题,但并没有前列腺癌导致的相关并发症,则极有可能在前列腺癌尚未发展到威胁生命时,已因其他疾病去世,这种情况下,如果进行手术治疗可能并不会给患者带来什么好处,因此也可以观察病情的进展。

2. 根治性手术治疗

对于局限在前列腺内的前列腺癌,将整个前列腺及其周围的淋巴结全部切除的根治性前列腺癌切除术是最有效的治疗手段。尽管根治术无明确的年龄限定,但对于大于 70 岁,尤其体弱,合并糖尿病、高血压等基础疾病的患者,

四、肿瘤篇

手术的并发症发生率及死亡率会增加。因此手术前，医生会综合考虑患者的健康状况、预期寿命及肿瘤分期等情况来选择合适的治疗方式。对于预期寿命大于 10 年的患者适宜进行根治术治疗。而预期寿命不足 10 年的患者，特别是身体状况差、患严重

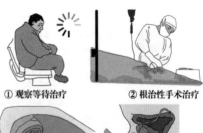

① 观察等待治疗　　② 根治性手术治疗

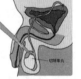

③ 放射治疗　　④ 内分泌治疗

心肺等疾病的患者，手术风险大，则应谨慎选择根治术。

3. 放射治疗

对于前列腺癌，放射治疗（放疗）具有疗效良好、并发症较少等优点，因此，早期患者尤其无法耐受手术的早期患者，可以考虑进行根治性放射治疗，其 10 年无病生存率与前列腺癌根治术相似。对于较晚期的前列腺癌患者，则可以进行辅助性放疗及内分泌治疗。对不宜手术，有远处转移的晚期前列腺癌患者，也可以考虑进行姑息性放疗，以减轻症状，改善生活质量。

4. 内分泌治疗

在 1941 年，两位美国医生 Huggins 和 Hodges 发现手术"去势"（切除睾丸）及雌激素可延缓转移性前列腺癌的进展，由此，以抑制雄激素为目的的前列腺癌的内分泌治疗开始应用于临床。内分泌治疗的目的是：①降低患者体内雄激素水平；②抑制患者体内的雄激素合成；③抑制睾酮转化为双氢睾酮；④阻断雄激素与其受体结合，抑制其作用发挥。最终通过抑制雄激素的功能达到抑制前列腺癌细胞生长的目的。

"蛋蛋"的叛变
——为什么会发生睾丸癌？

> 虽然睾丸肿瘤发生率只约占男性恶性肿瘤的1%，但睾丸肿瘤的特点是"不鸣则已，一鸣惊人"：多数睾丸肿瘤都是恶性的。"蛋蛋"的主要"叛变年龄"是20～45岁。"蛋蛋"一旦"叛变"，在未及时治疗的情况下则可迅速转移甚至危及生命。为什么"蛋蛋"会叛变成"坏蛋"呢？

先天性因素是睾丸肿瘤的一个主要致因。研究表明，父亲、兄弟等近亲患睾丸癌的男性，睾丸癌的发病率较正常人更高。此外，多乳症的男性患者的睾丸肿瘤发生率可比正常人高出4.5倍。而隐睾患者患睾丸肿瘤的概率，可比正常人高出20～40倍。其原因不仅在于"蛋蛋"本身，还与局部温度、血运障碍、内分泌功能失调等因素有关。如果既往有睾丸癌病史，即曾患一侧睾丸癌，则该男性另外一侧睾丸发生癌变的概率也会升高。同时如果存在睾丸发育异常，如Klinefelter's综合征（性染色体异常导致睾丸发育异常的一种疾病），患者通常有雄激素水平低、不育、乳房丰满、睾丸小等表现，也极易患睾丸癌。

四、肿瘤篇

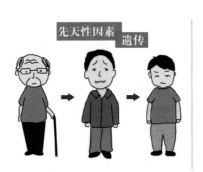
先天性因素 遗传

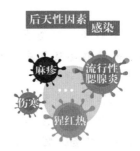
后天性因素 感染

麻疹
流行性腮腺炎
伤寒
…
猩红热

　　除了先天性因素，导致睾丸肿瘤的后天性因素也不可忽视。研究发现，人类睾丸肿瘤的发生与睾丸反复损伤或感染相关。麻疹、流行性腮腺炎等病毒性疾病，或猩红热、伤寒等细菌性感染均可能并发睾丸炎，继而导致睾丸萎缩、细胞变性恶化，引起睾丸癌。部分睾丸肿瘤患者可伴有促性腺激素水平的明显升高，这表明激素与睾丸肿瘤的发生也有一定的关系。

哪些是身体对睾丸肿瘤的"报警信号"？

睾丸肿瘤非常狡猾，它起病隐匿，通常没有明显的临床表现。但事实上，肿瘤细胞正在"蛋蛋"里悄然生长，机体可出现一些报警信号。

1. 肿瘤本身引起的症状

①无痛的睾丸进行性增大伴坠胀感：80%以上的睾丸肿瘤患者，可有不同程度的睾丸肿大，但大多没有疼痛感，通常仅有坠胀感。

②睾丸变"硬"：肿瘤可以使"蛋蛋"的质地变硬，触之像石块。相较之下，炎症表现为睾丸肿胀而不硬，两者差别明显。

③睾丸沉重感：肿瘤细胞大量增多时，可以使睾丸重量增加，因此患者常自觉"蛋蛋"沉重、下坠，甚者会影响行走。

④急性睾丸疼痛：睾丸肿瘤一般是无痛的，但如果"蛋蛋"突发剧烈疼痛，则需考虑睾丸肿瘤破裂出血、坏死的可能。

⑤透光试验阴性：看到变大的"蛋蛋"，暗室内在阴囊下方用电筒光线直射，如果发现阴囊和睾丸的透光性增强，即透光试验呈阳性，则提示阴囊积液。但肿瘤组织的

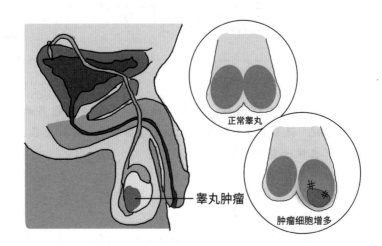

正常睾丸

睾丸肿瘤

肿瘤细胞增多

排列通常致密坚实，内无液体，因此可使睾丸透光性大大减弱，用电筒检查时难以透光。

⑥男性乳房发育症：一些睾丸肿瘤患者会出现不明原因的乳房增大，可能是肿瘤本身产生大量促性腺激素，刺激乳腺生长引起。

⑦不育：睾丸肿瘤尤其是生殖细胞肿瘤，会破坏睾丸内制造精子的结构，因此容易引起不育。

2. 肿瘤转移导致的症状

睾丸肿瘤通常以淋巴转移为主，可在腹股沟（腹部与大腿交界处）摸到肿块，因此隐睾患者如果在腹部或腹股沟发现逐渐增大的肿块，这一现象通常提示隐睾癌变。如果睾丸肿瘤发生远处转移，则患者可出现相应部位的异常表现，如转移到肺部时出现咳嗽、咳血、胸痛等。

睾丸肿瘤一定要切除睾丸吗?

睾丸肿瘤可以分为生殖细胞肿瘤及非生殖细胞肿瘤，前者常见的是精原细胞瘤，后者则包括胚胎癌、畸胎癌、绒毛膜上皮癌等，不同的肿瘤有不同的治疗手段，包括手术、放射治疗及化学治疗等。有时医生也会同时应用2种或3种治疗方式，称为综合治疗。

一旦确诊为睾丸肿瘤，则需要尽早进行根治性睾丸切除术，将切下的"蛋蛋"送至病理科进行病理活组织检查，以进一步确定睾丸肿瘤分期，再根据病理检查结果制订后续治疗方案。

此外，根据术后病理结果以及患者的具体情况，也可以联合放射治疗或者化学治疗。放射治疗可以杀灭肿瘤细胞，并且不对邻近的正常组织产生明显损害，因此目前在临床应用广泛。精原细胞瘤对放射治疗敏感,治疗效果良好。胚胎癌和恶性畸胎癌对放射治疗敏感度较低,疗效一般。而绒毛膜上皮癌则对放射治疗不敏感,疗效较差。一般认为，化疗对精原细胞瘤的治疗效果较好，对胚胎癌和绒毛膜上皮癌也有效，必要时可几种药物联合使用。对于晚期或复发的睾丸肿瘤，化疗可起一定作用，但对畸胎癌效果较差。

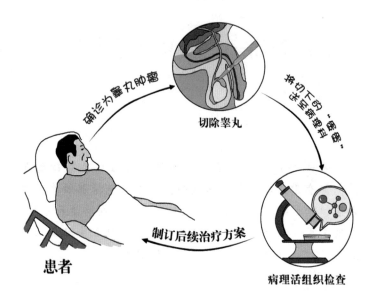

确诊为睾丸肿瘤

切除睾丸

将切下的"睾丸"送到病理科

病理活组织检查

制订后续治疗方案

患者

　　是否所有睾丸肿瘤一经确诊都需手术切掉"蛋蛋"？事实并非如此，临床上仍有部分睾丸肿瘤为良性。在手术前可以根据肿瘤发现时间、肿瘤大小等情况，结合 B 超、CT 及肿瘤标记物等检查结果综合判断。手术中，医生还可根据肿瘤形态、快速冰冻切片检查等结果进行判断。良性者可予以保留睾丸，恶性者则必须切除睾丸。手术后，医生还可根据正式病理结果、患者全身情况等决定是否进行术后的放射治疗、化学治疗。

　　睾丸肿瘤的手术治疗是否影响生育？要回答这个问题，则需要考虑健康侧睾丸的发育情况。如果对侧睾丸发育正常，则手术一般不会对生育功能造成太大影响。如果在手术后可能需要放射治疗、化学治疗等进一步治疗，则可以在手术前冻存正常的精子，在需要的时候进行人工授精。

阴茎癌
——"丁丁"叛逆的"爆炸头"？

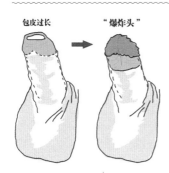

阴茎癌多见于 40～60 岁包茎、包皮过长者，如果某一天突然发现"丁丁"换了个"爆炸头"的"新发型"，就需要高度怀疑是不是患上阴茎癌了。

　　通常来说，阴茎癌通常长在患者阴茎头部、阴茎头部下方的沟状结构（冠状沟）或包皮内侧黏膜（包皮内板）等部位，早期不易发现。在病变早期，在包皮可以外翻的情况下暴露阴茎头部，常可在阴茎头部黏膜表面看到红斑、丘疹或是经久不愈的溃疡。如果存在包茎情况，由于包皮过紧而无法显露阴茎头部，则会自觉包皮内刺痒、灼痛，有时可以触摸到包皮内硬块，或有血、脓性物质流出。

　　随着病变，"爆炸头"的形态开始突显。肿瘤组织可以突出包皮口或穿破包皮，越长越大，逐渐扩散到整个"丁丁"。到了晚期，肿物通常呈"菜花样"形态，表面凹凸不平并可有恶臭的渗出物，还可能引起尿潴留或尿瘘等并发症。如果阴茎癌发生转移，则通常可在腹股沟部摸到质地较硬、肿大的包块（腹股沟淋巴结肿大）。晚期患者除转移到淋巴结外，还可能转移到肺、肝、骨等部位，称为远处转移，此时会出现咳嗽、血痰、肝区疼痛、骨痛等相应症状。

四、肿瘤篇

问题

47

"丁丁"为什么会"变坏"？

　　犹太民族的男婴们出生数天便进行包皮环切术，几乎无阴茎癌发生。伊斯兰教的男性教徒在幼年即进行包皮环切，患阴茎癌者亦是罕见。"丁丁变坏"跟包皮相关吗？

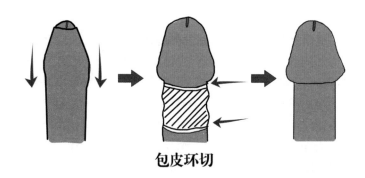

包皮环切

　　目前认为，包茎及包皮过长将增加阴茎癌的发病率，这可能与包皮垢及炎症的长期刺激有关。此外，阴茎皮角、阴茎黏膜白斑、巨大尖锐湿疣等一些疾病，如果发生恶变，则发展为阴茎癌。人乳头瘤病毒（papillomavirus，HPV）、慢性感染及吸烟，同样是"丁丁变坏"的重要因素，其余危险因素则包括阴茎损伤、紫外线照射、干燥性龟头炎等。

四、肿瘤篇

变坏的"丁丁"何去何从？

　　阴茎癌的治疗以手术切除为主，并可根据患者自身以及术后肿瘤病理结果采取放射治疗、化学治疗等综合治疗。

1. "切"——手术治疗

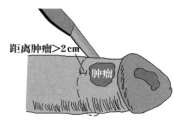

距离肿瘤>2cm

肿瘤

　　手术切除肿瘤是治疗阴茎癌的主要手段。如果肿瘤局限在包皮，患者难以接受阴茎切断，则可以考虑单纯进行包皮环切，但有数据表明，约半数肿瘤患者会出现肿瘤复发。如果肿瘤累及阴茎头部，可以考虑阴茎部分切除术，通常在距离肿瘤2cm以上的地方切断阴茎，减少肿瘤复发。行阴茎部分切除术，且无腹股沟淋巴结转移的患者，有70%～80%的概率可以在手术后生存5年以上。但如果肿瘤较大，估计术后残留的阴茎短，影响患者站立排尿，则需考虑进行完全阴茎切除，并将尿流改道至会阴部，以改善患者的生活质量。

四、肿瘤篇

2.“扣”——腹股沟淋巴结清除

当阴茎癌患者出现腹股沟淋巴结转移时,除切除肿瘤以外,还需考虑手术清除腹股沟淋巴结以防止复发。临床可疑的淋巴结转移,需经淋巴结活检证实确实属于转移后再予清除。通常,在阴茎癌手术切除后 2 ~ 6 周,可考虑在无感染的情况下进行双侧腹股沟淋巴结清除术。但由于半数以上的患者可能无转移,故对于未触及腹股沟淋巴结肿大者,暂不主张进行常规腹股沟淋巴结清除术,因为术后皮肤坏死、感染、下肢水肿等常见并发症会给患者带来不必要的痛苦。

3.“杀”——放疗与化疗

用放射治疗或化学治疗的手段,可杀死肿瘤细胞。年轻、病变较小的阴茎癌患者,可以先进行放射治疗,如失败再进行手术切除。早期阴茎癌放射治疗疗效良好,可保留阴茎,维持生理功能。但若肿瘤较大,累及范围广,大剂量的放射治疗可能引起尿道狭窄、阴茎水肿、尿瘘等并发症,且治疗效果差,此时宜直接选择手术治疗。此外,化学治疗对阴茎癌也有一定的疗效,在临床上通常与手术或放射治疗配合应用,适合于晚期患者。

五、感染篇

　　泌尿系统感染又称为尿路感染，是肾脏、输尿管、膀胱和尿道等部位的炎症。肾脏和输尿管的炎症称为上尿路感染，下尿路感染则主要是膀胱炎和尿道炎。尿路感染很常见，发病率高，对于女性更是如此。在治疗不及时、不规范的情况下，尿路感染容易反复发作，甚至带来严重的后果。因此在本篇，我们从肾脏、膀胱、尿道这几个部位的炎症入手，为读者朋友们介绍尿路感染的相关知识。

问题
49

为什么泌尿系统感染多见于女性？

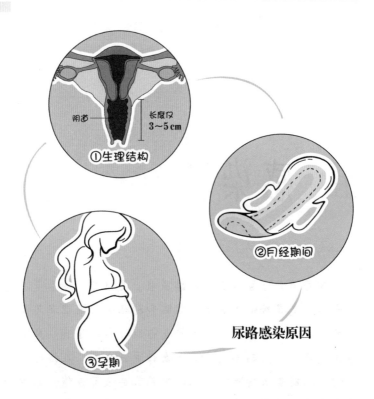

阴道 — 长度仅 **3～5 cm**

①生理结构

②月经期间

③孕期

尿路感染原因

　　尿路感染是泌尿外科的常见疾病，且更多见于女性，有科学家统计，在女性的一生中，出现有症状的尿路感染的次数平均为 1～3 次。为什么女性容易出现尿路感染呢？

与男性不同的泌尿生殖结构决定了女性容易发生尿路感染：

1. 生理结构导致细菌极易入侵

女性泌尿系统感染的发病率高，与女性尿道的解剖结构不无关系。相对于男性尿道，女性尿道短、直且宽，长度仅 3～5cm，并且靠近肛门，周围常生长有大量细菌，稍擦拭不慎就容易导致尿路感染。另外，女性外阴部容易出汗引起阴部潮湿，也容易导致泌尿系统感染。

2. 月经期间细菌易入侵

女性在月经期间机体免疫力、抵抗力都会下降，如果不注意卫生，就极易导致细菌繁殖，从而引发尿路感染。同时，性生活后清洁的不及时，也容易使细菌长驱直入，进犯泌尿系统而引起炎症。

3. 孕期也是细菌易入侵的时机

身怀六甲时，女性体内的激素将逐渐发生变化，各个脏器也会作出相应的调整，以迎接小生命的诞生。其中变化最大的就是子宫。日渐增大的子宫压迫邻近的膀胱、输尿管，导致尿液冲刷、清除细菌的作用下降，因此孕妇也容易出现尿路感染。

问题

50 治疗泌尿系统感染需要知道什么？

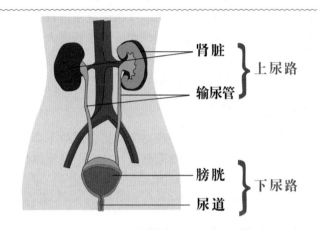

肾脏 ⎫
⎬ 上尿路
输尿管 ⎭

膀胱 ⎫
⎬ 下尿路
尿道 ⎭

　　"你尿里面有白细胞，考虑是尿路感染，要先用广谱抗生素治疗，做一个尿培养，结果出来再看看需不需要调整用药。"医生这么告诉你。听起来很简单？其实不然，尿路感染的治疗有很多细节需要注意。

1. 感染的性质

　　对于泌尿系统感染，对细菌"下药"是治疗的关键。因此，临床上医生常需借助尿液细菌培养及药敏试验等检查，明确感染的性质及其致病菌，以决定抗生素的使用。然而，尿培养的结果常需数日才能得出，在检查结果出来之前是不是无须用药？这也是不合适的。医生根据经验，或尿沉淀涂片革兰染色等，可以初步判断细菌的种类，选择合适的广谱抗生素，从而避免延误患者的病情。

2. 是上尿路感染还是下尿路感染?

上、下尿路感染有所同，也有所不同。无论是上尿路感染还是下尿路感染，患者都会有尿频、尿急等尿路刺激症状。然而，上尿路感染的症状通常明显、严重，除尿频、尿急症状以外，还可能有腰痛、发热等表现，治疗后也容易复发。而下尿路感染的症状通常较轻，常无腰痛、发热等表现，且治疗后较少复发。上、下尿路感染的治疗有一定的差异，因此需要鉴别。

3. 尿路感染怎么来的?

尿路感染可由不同的感染方式引起，如血行感染、逆行感染、淋巴道感染、直接感染等，以血行感染和逆行感染为多见。在人体的免疫功能低下的情况下，如中耳炎、龋齿、皮肤化脓感染等炎症病灶内的细菌便可能通过血液传播到泌尿系统，引起炎症，即血行感染。而上行感染，是指细菌逆着尿流方向，通过尿道反向侵袭至膀胱、输尿管、肾脏。若为血行感染，患者常起病很急，突然出现寒战、高热等症状。这时应该选择服用能在血液中有较高浓度的抗菌药物。而上行感染，患者主要表现为尿频、尿急等刺激症状，提示膀胱炎症存在。这时候，能在尿液中达到较高浓度的抗菌药物是医生的优先选择。因此，明确尿路感染的原因，对于临床上尿路感染的治疗极其关键。

4. 泌尿系统感染的诱发因素

①机体抵抗力下降：贫血、慢性肝炎、糖尿病等疾病可以使机体抵抗力下降，引起各种感染。②梗阻因素：泌尿系统梗阻是诱发泌尿系统感染的主要因素之一。合并有尿路梗阻的尿路感染容易出现耐药与复发，大大增加治疗难度。因此，在治疗感染的同时需要解除尿路结石、肿瘤、尿路狭窄、良性前列腺增生等梗阻因素，避免感染复发。

五、感染篇

③医源性因素：临床上，在插尿管、前列腺穿刺活检等操作后，细菌易入侵泌尿系统，引起尿路感染。④某些特殊的时机：女性在经期、更年期、频繁性交等时期容易发生尿路感染。

5. 尿液的酸碱度

尿液正常的酸碱度（pH）为 4.6 ~ 8.0，平均为 6。尿液的酸碱度对泌尿系统感染的药物治疗具有指导作用。如果尿常规检查提示尿液呈酸性，则可以使用碳酸氢钠等碱性药物，使尿液转变为碱性，抑制致病菌的生长，同时选择能在碱性尿液中起作用的抗生素加以治疗。反之，如果尿液检验为碱性，则可选择维生素 C 等酸性药物与适合酸性尿液环境的抗菌药物。

6. 如何合理使用抗菌药物？

尿路感染治疗的目的是控制细菌，使患者的尿液恢复到原本无菌的状态。在抗菌药物使用过程中，要定期复查尿常规、尿细菌培养等，评估抗菌药物治疗的疗效。同时，抗菌药物的使用要注意个体化，如急性单纯性膀胱炎的女性患者，常在"3 日疗法"后其感染就得到控制；而急性肾盂肾炎的患者却需要使用更长时间的抗菌药物，一般为14 日。如果一些患者经过 2 周的治疗后感染得不到控制，就需要根据尿液药物敏感试验，更换有效的抗生素，再继续治疗 6 周。尿路感染严重的患者，要考虑静脉使用抗菌药物，不再口服，以及时控制感染，避免感染加重。而合并有肝功能不全、肾功能不全等疾病的尿路感染患者，要在治疗尿路感染的同时，考虑并发疾病的影响。如注意抗菌药物的种类及用量，防止药物加重肝、肾负担，引起肝、肾功能恶化。也要注意同时治疗结石梗阻、肾功能不全等原发疾病，避免感染复发。

肾脏发炎
——什么是急性肾盂肾炎？

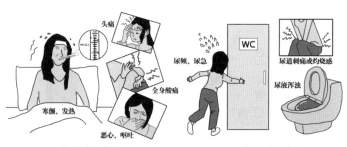

①全身感染症状　　　　②泌尿系统症状

　　急性肾盂肾炎常由尿路致病性大肠埃希菌等细菌逆行感染引起，多见于女性，尤其新婚、怀孕及绝经后女性。急性肾盂肾炎患者有什么表现？急性肾盂肾炎患者的症状可以归纳为两个方面：①全身感染症状。患者发病常急骤，突然出现寒战、发热，体温测量可在39℃以上，并且常伴有头痛、全身酸痛、恶心、呕吐等症状，有时也可能出现腹痛、腹泻等症状。在患者出汗后，体温可能有所下降，但之后再次发生高热，这样反复持续大约1周，甚至更长时间。②泌尿系统症状。患者常觉尿频、尿急，有时在排尿时出现尿道刺痛或灼烧感。严重时排出的尿液看起来外观混浊，有时可见白色脓尿或血尿。同时，多数患者有腰腹部的疼痛或酸胀不适感，体查可以发现背部肾区压痛及叩击痛。

问题

52

得了急性肾盂肾炎怎么办？

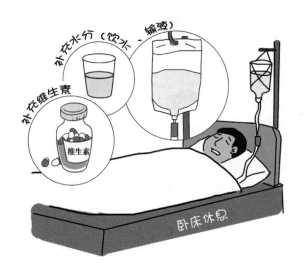

补充维生素

补充水分（饮水、输液）

维生素

卧床休息

对于急性肾盂肾炎，医生的治疗常包括以下几个方面：

1. 一般治疗

　　寒战、发热等全身症状将会增加患者热量和水分等各方面的消耗。因此，卧床休息、补充水分（饮水、输液）、补充热量和维生素等措施，可以支持患者应对急性炎症期身体的消耗。

五、感染篇

2. 抗菌药物治疗

对于肾脏的发炎，抗菌药物治疗也是主要措施。在使用药物前，做尿液细菌培养检查及药物敏感试验，可以帮助医生选择有效及副作用小的抗菌药物。使用抗菌药物时，要根据患者的病情给药。即使是同一部位的炎症，针对不同的病情，也应选择不同的剂量、不同的给药方式，甚至不同的药物。对于感染较重的患者，通常选择静脉用药，即输液。而对于感染较轻的患者，则常给予口服抗生素。至于疗程，静脉用药期间的患者，可以考虑在体温恢复正常，临床表现减轻、消失，及尿液细菌培养结果转阴后，改为口服抗菌药物，维持 1 ～ 2 周。

3. 处理原发疾病

在尿路结石、尿液反流等一些泌尿系统疾病发生的同时，容易伴有尿路感染，如果不处理原发的疾病，感染就容易反复。

4. 对症治疗

医学讲究"治因"，但这并不意味"对症"就不重要。在肾脏发炎时，患者常有腰痛、尿频、尿痛等症状，难忍而忧虑。这时，除应用抗菌药物"治因"以外，还可应用止痛、缓解尿频和尿急的药物缓解患者症状，减轻患者的痛苦。

问题

53

一摊绝望的死水
——什么是脓肾？

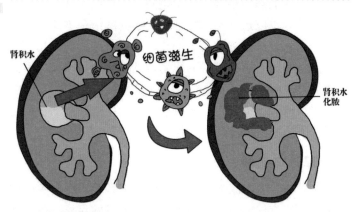

肾积脓又称为脓肾。正常情况下，肾脏生成的尿液经输尿管流到膀胱，最终经尿道排出体外。当结石、肿瘤等因素导致尿液引流不畅时，肾脏内的细菌肆意滋生，肾积水化脓，因此得"脓肾"。

脓肾会有什么表现？尿液中细菌滋生，产生内毒素，急性发作时人体会出现畏寒、高热，伴有恶心、呕吐，或头晕、乏力等症状。若病情迁延反复发作，机体抵抗力降低，则低热、贫血、消瘦等表现随之而来。如若肾脏内脓液沿输尿管而下，则炎症可累及膀胱，患者可有尿频、尿痛等膀胱刺激症状。同时，尿液因呈白色而混浊，也就是所谓"脓尿"。如果肾脏局部感染严重，扩散到肾脏周围筋膜，继而脓液突破肾脏，侵犯到腰大肌甚至皮肤，局部皮肤可出现红肿、热胀、疼痛，甚至腰部可见鼓起的包块，触之疼痛，更严重时皮肤可出现瘘口，不断渗出脓液。

五、感染篇

脓肾怎么处理?

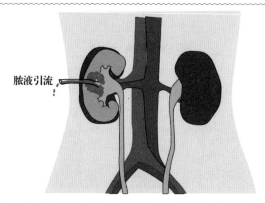

54

脓液引流

闻一多先生曾写过: "这是一沟绝望的死水,清风吹不起半点漪沦。"一潭死水,不予灌注,不予引流,就只能孤寂而腐朽,飘散恶臭。水流如此,肾脏内的脓液也如此。脓肾治疗的关键是抗感染治疗与脓液引流。

脓肾是肾脏的化脓性感染,因此以抗生素抗感染十分重要。至于抗生素该怎么选择,医生将根据尿液细菌培养和药物敏感试验结果,结合自身经验,选定敏感有效且副作用较小的药物。抗感染治疗是药物"灌注",杀死细菌,断脓液积蓄之根。然而由于脓肾往往存在尿路梗阻,因此脓肾治疗的关键还包括充分引流尿液。早期充分地引流脓液,不但可以让患者尽早恢复,更可避免肾脏受到严重的破坏,挽救肾功能。临床上可以通过肾穿刺造瘘术或者逆行输尿管置管术进行引流,若肾功能恢复良好,可继续针对病因处理。若肾功能无法恢复,则需进一步评估是否需要切除患者积脓的肾脏。

五、感染篇

问题
55

膀胱发炎
——什么是急性细菌性膀胱炎？

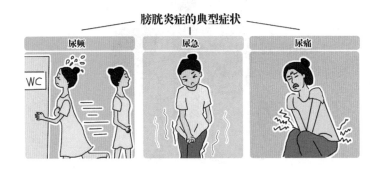

急性细菌性膀胱炎是由细菌感染引起的急性膀胱炎症。

它发病突然，常在数小时或数天内便出现尿频、尿急、尿痛等炎症表现，严重时，无论白天还是黑夜，患者都无法憋尿，需几分钟排尿一次，所以定义它"急"。尿频、尿急与尿痛是膀胱炎症的典型症状。患者常常排尿次数多，排尿感急切，但排尿后常有排尿不尽感。而且排尿时会有尿道的灼烧、疼痛感，同时伴有血尿。

不同于急性肾盂肾炎、肾积脓等上尿路感染，急性细菌性膀胱炎的全身症状较轻，体温常正常或仅有低热，只有当感染蔓延至肾脏、前列腺、附睾等部位，引起相关急性炎症时，才表现出高热。

急性细菌性膀胱炎怎么办?

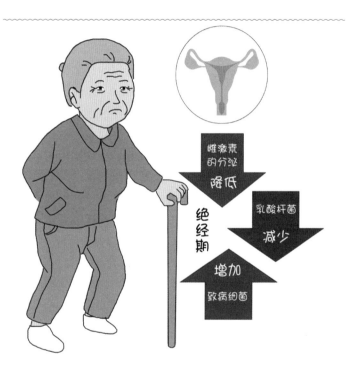

1. 对症治疗

对症治疗是"治标",是为缓解炎症侵袭膀胱所致的不适。如尿急、尿痛等不适症状较明显时,患者需要多饮水,并可以口服减轻膀胱刺激、解除膀胱痉挛的药物。

2. 抗菌药物治疗

抗菌药物是"治本",杀死细菌,自然能控制炎症,缓解症状。和其他类型的感染一样,急性细菌性膀胱炎的治疗主要根据尿液细菌培养和药物敏感试验的结果选用抗菌药物，如果没有细菌培养结果，可以根据经验使用广谱抗生素。对于没有糖尿病、肾功能不全、泌尿系结石等诱发因素的膀胱炎，临床上称为"单纯性膀胱炎"，通常使用有效抗生素 3 日后便可基本得到控制。

3. 预防

日常良好的生活习惯对于膀胱炎症的预防极其重要，如保证每日充足的饮水量、及时排尿、不憋尿、注意个人清洁卫生、出现症状及时就医等。做好这些，可以减少膀胱炎症的发生、加重。此外，对于女性而言，在绝经期，女性体内雌激素的分泌将大幅度降低。女性阴道内起保护作用的乳酸杆菌减少，致病细菌却繁殖增加，最终容易诱发膀胱炎等泌尿系统感染，且病情容易反复。因此女性在绝经期间接受雌激素替代治疗，维持体内雌激素水平相对稳定，可保证阴道内环境相对稳定，也可减少膀胱炎症等尿路感染。

尿道发炎——什么是淋病？

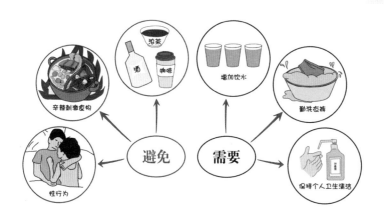

淋病奈瑟菌，前人不识，就是"花柳病"的祸首之一。淋病奈瑟菌所致的尿道炎，就称为淋菌性尿道炎，也就是我们平常所说"淋病"，是一种性传播疾病。

淋病奈瑟菌进入人体后，将潜伏 2～5 日，随后引发相关症状。男性在最初发病时常有尿道瘙痒、刺痛，尤其是尿道口症状明显，可有尿道口红肿、脓性异常分泌物流出等表现。随疾病进一步发展，患者在排尿时容易有疼痛感，有尿急、龟头疼痛感，甚至出现食欲不振、发热、浑身无力等全身症状。对于女性，淋病奈瑟菌在女性尿道内繁殖生长时，容易侵犯各处，因此除淋菌性尿道炎以外，还容易导致尿道旁腺炎、淋菌性前庭大腺炎、淋菌性肛周炎、

五、感染篇

淋菌性子宫颈炎等炎症。这时女性可以出现外阴或（和）肛周的疼痛、红肿，排尿时常有尿急、尿痛、尿道口流脓等表现。

一般而言，约在发病后一个月，淋菌性尿道炎患者的症状就可自行消失。但病情较严重时，患者症状将加重，提示各种并发症。淋菌性精囊炎、淋菌性附睾炎是淋菌性尿道炎男性患者的常见并发症，可以带来发热、尿急、尿痛、血尿、阴囊红肿及疼痛等表现。女性淋菌性尿道炎患者的主要并发症则是淋菌性盆腔炎，可致反复发热、下腹部疼痛、食欲差、白带增多等表现。当出现上述表现，提示患者出现并发症时，就要根据病情进一步调整治疗计划。

淋病奈瑟菌通常对青霉素类药物非常敏感。在疾病初期，患者需要肌注或静脉注射青霉素类药物，杀死淋病奈瑟菌。当病情较重，合并有其他组织器官的感染时，则要考虑延长抗生素药物的疗程，一般为 7 ~ 14 日，否则患者病情容易在疗程不足的情况下反复。淋菌性尿道炎属于性传播疾病，因此在治疗过程中，患者要避免性行为，不宜进食辛辣刺激食物，不宜饮酒、浓茶及咖啡等刺激性饮料。同时，要注意增加饮水，勤洗衣裤，保持个人卫生清洁。患者与家庭成员要做好相应的隔离。毛巾、脸盆、牙刷、浴缸、便器等生活用品应在患者使用后消毒，或分开使用。此外，患者的配偶或性伴侣也有可能感染淋病奈瑟菌，因此需要同时进行相关检查及治疗。

孕期感染淋病有什么危害？

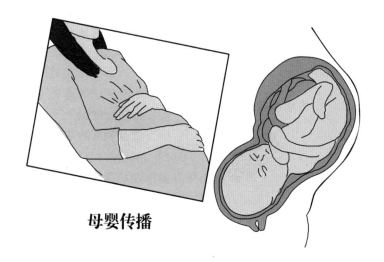

母婴传播

　　女性身怀六甲，如果患上淋菌性尿道炎，则需警惕母婴传播可能，孕妇容易发生流产、胎膜早破、感染等危险，甚至危及生命。若腹中宝宝感染淋病奈瑟菌，则容易导致早产、死胎等不良后果。除母婴之间的血液传播以外，淋病奈瑟菌还可在分娩时，通过产道导致宝宝发生淋菌性眼结膜炎（可致盲）、淋病性关节炎、脑膜炎等疾病，影响宝宝健康。

五、感染篇

非淋菌性尿道炎是性病吗？

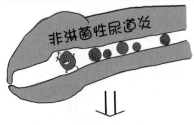

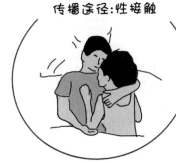

传播途径:性接触

非淋菌性尿道炎，
"非"在何处？

非淋菌性尿道炎与淋菌性尿道炎的最大不同之处，就是两者致病菌的不同。淋菌性尿道炎主要是由淋病奈瑟菌引起的一种性病，而非淋菌性尿道炎的致病菌主要为沙眼衣原体或支原体等。

事实上，非淋菌性尿道炎主要的传播途径同样是性接触，因此非淋菌性尿道炎也属于性传播疾病。在临床上，非淋菌性尿道炎患者也会出现尿道刺痒、尿痛等尿道炎表现,有时分泌少量稀薄黏液，但症状程度较淋菌性尿道炎轻，甚至可仅表现为黏液痂膜封住尿道外口，于清晨起床时才发现。女性发生非淋菌性尿道炎时，常同时出现子宫颈炎等炎症，导致女性不孕。而对于男性，非淋菌性尿道炎所致的尿道内感染可侵犯附睾等周围组织器官，引发各种炎症，也可引起男性不育。在治疗上，不同于治疗淋菌性尿道炎的青霉素，治疗非淋菌性尿道炎主要以红霉素、米诺环素等药物为主。

"蛋蛋"发炎——什么是睾丸炎?

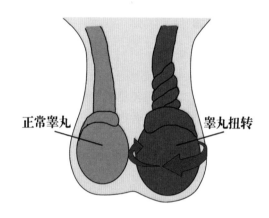

正常睾丸　　睾丸扭转

　　睾丸炎是指因大肠杆菌、金黄色葡萄球菌、病毒等病原菌侵袭睾丸,导致出现以睾丸精曲小管受损为特征的炎症。造成睾丸炎的途径通常有三种:经输精管或附睾直接蔓延、血行感染和淋巴管感染。

1. "蛋蛋"发炎会有什么表现?

　　急性睾丸炎患者会出现剧烈的睾丸、阴囊疼痛,疼痛可以向腹股沟放射,并常常伴有高热、恶心、呕吐等表现。有的患者还会有"蛋蛋"及阴囊的下坠感,检查身体就发现阴囊内"蛋蛋"明显肿大,触痛明显。慢性睾丸炎的患者则多数情况下没有明显的临床表现,少数患者才会出现睾丸隐痛和肿胀。

五、感染篇

2. 睾丸炎容易与哪些疾病混淆？

（1）附睾炎

附睾和睾丸"互为邻居"，睾丸炎常常由附睾炎症直接蔓延至睾丸引起，因此两者的疼痛特点和位置类似，容易混淆。这就需要医生进行彩超等相关检查去鉴别。

（2）睾丸扭转

睾丸扭转跟急性睾丸炎一样，常突然出现阴囊、"蛋蛋"的剧烈疼痛，可以放射至腹股沟、下腹部区域。两者的区别在于托起睾丸时，睾丸扭转患者的疼痛不能减轻，反而可能加重，而急性睾丸炎患者疼痛感可以减轻，彩超等检查也可以进一步鉴别。

谁是睾丸炎的"罪魁祸首"？

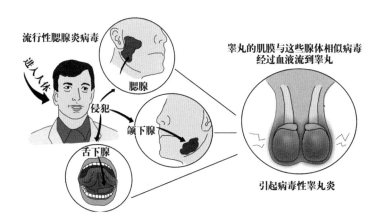

流行性腮腺炎病毒

进入人体

侵犯

腮腺

颌下腺

舌下腺

睾丸的肌膜与这些腺体相似病毒经过血液流到睾丸

引起病毒性睾丸炎

　　睾丸炎是一种男性常见疾病，从新生儿到老年男性都有可能发生，但以青壮年发生居多。流行性腮腺炎合并睾丸炎多发于青春期，而老年患者中，以泌尿生殖道的细菌（如大肠杆菌）感染最常见。

引起睾丸炎的病因较为复杂，根据致病因素可以将睾丸炎分两种：一种是由细菌、病毒等感染引起的感染性睾丸炎，另一种是由损伤、自身免疫等因素引起的非感染性睾丸炎。感染性睾丸炎通常发生在葡萄球菌、链球菌、大肠杆菌、肺炎球菌、绿脓杆菌等致病菌通过输精管管腔进入附睾、睾丸时。此外，睾丸有丰富的血液和淋巴液供应，上述致病菌也可以通过淋巴系统和血液系统导致附睾炎或睾丸炎的发生。而非感染性睾丸炎则常见于手术创伤、输精管结扎等情况导致睾丸自身的炎症反应，临床症状有时并不明显。

青壮年男性的睾丸炎是病毒性腮腺炎的一个常见并发症，往往在腮腺炎发作 3～10 天后出现。流行性腮腺炎病毒进入人体后主要侵犯腮腺、颌下腺、舌下腺等腺体，因为睾丸的基膜与这些腺体相似，所以腮腺炎病毒对睾丸有相当的亲和力，经过血液流到睾丸，就引起病毒性睾丸炎。腮腺炎容易侵犯睾丸的曲细精管和间质，引起曲细精管变性、生精细胞坏死，以损伤单侧睾丸最常见，25%的患者才表现为双侧睾丸同时受累。由于"蛋蛋"是男性精子生成、储存的地方，因此可能会对男性的生育功能造成影响。

治疗睾丸炎需要知道什么？

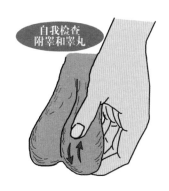

1. 得了睾丸炎，应该做哪些检查？

因为睾丸炎的症状比较明显，故诊断并不困难。检查方面，患者主要是要做尿常规、血常规、阴囊彩超等检查，体格检查也十分必要。患者要积极配合医生的检查，详细描述疼痛的部位和程度，帮助医生鉴别附睾炎、睾丸扭转、疝气等类似疾病。另外，对两侧腮腺等唾液腺的检查不能遗漏，尤其对于年轻的患者。

2. 睾丸炎怎么治疗？

睾丸炎的治疗要根据不同病原菌制订不同的治疗方案。如果睾丸炎由大肠杆菌等细菌引起，就要用敏感的抗菌药物进行规范治疗，原则上是先静脉应用后口服，勿滥用抗生素和随意停药。如果是病毒引起的睾丸炎，抗生素治疗是无效的，这时可以考虑用干扰素等进行抗病毒治疗。此外，

五、感染篇

患者要注意休息，勿剧烈运动，补充营养和热量，以应对炎症对体能的消耗，还可以抬高阴囊以减轻阴囊、"蛋蛋"的肿胀和疼痛，如果疼痛剧烈，无法忍受，可以口服止痛片。当炎症严重时，可以考虑应用糖皮质激素，减轻炎症渗出。

3. 睾丸炎难治吗？

睾丸炎的治疗一般不困难，如果出现疑似睾丸炎的症状，如睾丸肿胀、疼痛等就要即刻就诊，切勿随便吃药。睾丸炎患者要接受规范治疗，治疗时间一般不短于 2 周，根据恢复情况，再酌情调整用药。总之，睾丸炎的治疗并不复杂，早期诊断和治疗是关键。此外，睾丸炎治愈后一般很少复发，但对合并慢性前列腺炎、附睾炎的患者而言，这两种疾病可能通过直接蔓延再次引起睾丸的炎症，因此要在治疗睾丸炎的同时治疗这两种疾病，避免睾丸炎复发。

4. 我们如何检查自己的睾丸？

睾丸对于男性来说是非常重要的，但因部位比较特殊，如平时没有注意，睾丸病变很容易被忽略。因此，建议在日常生活中学会睾丸的自我检查：用一只手检查同侧附睾和睾丸，用手指和掌心检查附睾和睾丸的大小、质地，检查有无疼痛和肿块等，另外也可以检查精索。如果发现阴囊内有疼痛感或肿块，则应立即到正规医院泌尿外科就诊。

"蛋蛋"的"帽子"发炎
——什么是附睾炎？

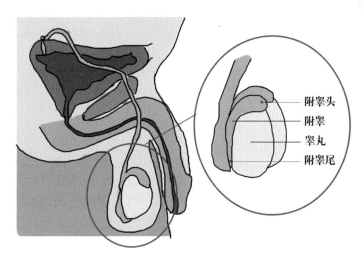

附睾头
附睾
睾丸
附睾尾

"蛋蛋"并不是孤独的，在它的上方有一个器官叫作附睾，它围绕、紧贴在睾丸上方，就像睾丸的"帽子"，上端膨大的部分称附睾头，下端尖细部分称附睾尾。它是精子成熟的场所，同时也可以储存精子。因此，附睾在男性生殖生理中起着重要作用。

附睾炎是怎么发生的？由于附睾尾部与输精管相连，并且开口于前列腺、后尿道，与外界相通，所以各种微生物或细菌可以从尿液中返流到输精管，引起附睾炎。细菌也有可能通过血液的传输播散停留在附睾，进行繁殖从而导致附睾炎。但这种血运感染的发生概率相对较低。

五、感染篇

急性附睾炎有哪些症状？急性附睾炎通常发病迅速，阴囊肿痛明显，阴囊皮肤发红，疼痛可以加重放射到其他部位，如腹股沟、下腹部等。站立和走动时疼痛加剧难忍，常常伴有体温升高。还可能伴有尿频、尿急症状。

附睾炎主要好发于哪个年龄段？附睾炎是男性生殖系统感染的常见疾病，可发生于从婴儿到老年的任何年龄段，发病高峰的年龄段为 19 ~ 35 岁，此年龄段处于男性的性活跃期。

频繁手淫会引起附睾炎吗？会，但不多见。因为频繁的手淫会导致前列腺反复充血，如果不注意卫生，很容易使带细菌或微生物的尿液反流，从而引起附睾炎或前列腺炎等男性疾病。

附睾炎怎么治疗？附睾炎的一般处理方式包括卧床休息，抬高阴囊以减轻坠胀感，禁止体力活动和性生活、发病早期用冰袋冷敷。和睾丸炎一样，附睾炎的抗菌治疗首先应该根据细菌培养和药物敏感试验来选用合适的抗菌药物。在治疗后，有的人会在附睾管摸到小硬结，这是很常见的情况，有研究调查称，有 50% ~ 70% 的患者会出现这一情况。这种硬结是由附睾管的慢性炎症反应和纤维组织增生形成。待附睾炎治疗痊愈后，这种硬结有的可能会被吸收消失，有的仍有可能残留。这种硬结通常不会对身体有太大影响，如果有明显的坠胀疼痛或出现不育，应到医院就诊，进行手术治疗。

什么是泌尿系统结核？

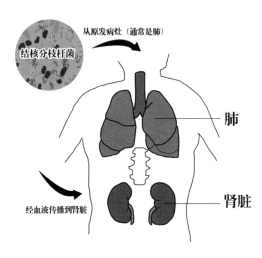

结核分枝杆菌

从原发病灶（通常是肺）

肺

肾脏

经血液传播到肾脏

结核由一种叫结核分枝杆菌的致病菌引起。在人体免疫力下降时，结核分枝杆菌甚至可以随着血液、尿液等体液的流动侵犯全身各处，引起严重的疾病恶化及后果。结核分枝杆菌可以从原发病灶（通常是肺）经过血液传播到肾脏引起肾结核。泌尿系统结核最主要的便是肾结核，如果未及时治疗，结核分枝杆菌可以混入尿液内，通过尿液下行，继续播散到输尿管、膀胱、尿道、前列腺等地方，使相应的地方发生病变。在泌尿科，结核患者并不少见，常见也比较棘手的一个问题，是不明原因的顽固性尿频，这有可能由结核引起。当肾脏被结核杆菌破坏到一定的程度时，就会出现血尿、脓尿等症状。当肾脏破坏严重时，腰部甚至会出现肿块，患者也会有贫血、少尿等症状。若未能及时治疗，输尿管、膀胱等受累后就会出现尿频、尿急、尿痛等典型的尿路刺激症状。

五、感染篇

问题

65

泌尿系统结核有传染性吗？

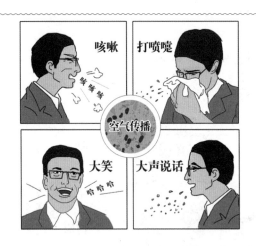

咳嗽　打喷嚏

空气传播

大笑　大声说话

　　肺结核是一类由结核分枝杆菌引起的慢性感染性疾病，它是具有传染性的，即一个人发病，可以引起另外一个人被传染而发病。那么同样是由结核分枝杆菌引起的肾结核等泌尿系统结核是不是也带有传染性呢？

　　要回答这个问题，首先要明白：肺结核有传染性，是指在痰里查出结核分枝杆菌的肺结核患者才有传染性，才是传染源。结核分枝杆菌主要是通过空气传播，如咳嗽、打喷嚏、大笑、大声谈话等方式，把含有病菌的微滴排到空气中而传播，所以空气飞沫传播是肺结核最重要的传播途径，经消化道和皮肤等其他途径传播则十分罕见。如果患者的肺结核病灶已被治愈，则泌尿系统中的结核分枝杆菌只有通过尿液才能排出体外，尿液中的病菌难以有机会进入其他人的呼吸道或者血液，因此不会出现传染的情况。

性病是通过性爱传播吗？

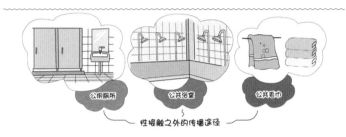

公用厕所　　公共浴室　　公共毛巾

性接触之外的传播途径

　　性爱是我们人生的主题之一。性爱是美好的，阳光普照，雨露滋润，但性爱并非没有黑暗。性传播疾病，便是性爱传播的黑暗之果，向来背负着污名，人们不愿谈论它，如果不幸患上性病，就常深感羞耻与愧疚。

　　也许你会想，只有那些"到处乱搞"的人才会患上性病，其实不然。有调查显示，单一伴侣人群和多伴侣人群感染性传播疾病的概率是相近的。为什么？不是总说多伴侣的人风险更高吗？其实，理论上一对一的关系中，因为自觉"干净"，所以不像知情同意的多伴侣关系那样注意采取防护措施、定期检测，或许反而更容易"中招"。有一些性传播疾病也可以通过性接触之外的途径传播，例如使用公用厕所、公共浴室、公共毛巾等。

　　有一些微生物其实平常就寄居在健康人体内，比如念珠菌，只有菌群失调时才会疯狂生长并带来相关症状；比如支原体，60% ~ 80%的健康女性体内可以检测出来。如果你担心自己得了性病，千万不要相信所谓网上自测的"小盒子"，应该到正规医院向医生求助进行进一步的咨询和检测，更多的时候你的担心往往是虚惊一场。

五、感染篇

六、先天性疾病篇

"医生，我孩子还这么小，为什么就得了这样的病？"泌尿系统先天畸形是人体最常见的先天性畸形，常常因为遗传或者胎儿在母体中发育不良，有些孩子在刚出生时就会发现，如包茎、隐睾、尿道下裂等疾病，往往让宝爸宝妈们又紧张又无奈。在本篇，我们将主要介绍这些先天性疾病，告诉宝爸宝妈们要注意哪些误区，应该怎么处理。

问题

67 独"睾"大侠——什么是隐睾症?

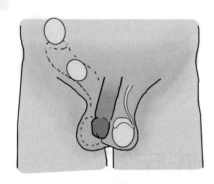

睾丸是保证男性特征的重要器官,然而,这里我们要介绍一个容易让男性变独"睾"大侠,甚至无"睾"大侠的疾病——隐睾症。

许多家长会有这样的经历:给孩子洗澡时,无意发现孩子两边阴囊大小不一,一侧饱满,另一边却空瘪。仔细一摸,空瘪那一侧阴囊里居然还没有"蛋蛋"。随后到医院检查,医生诊断是隐睾症,需手术治疗。

什么是隐睾症?正常情况下,男宝宝们的睾丸在怀孕后期就会从腹腔下降到阴囊内。一旦睾丸没有下降或下降不完全,导致宝宝出生时阴囊内没有睾丸或只有一侧有睾丸,即为隐睾症,也称为睾丸下降不全或睾丸未降。

隐睾以右侧的睾丸未降为主,但有大约15%的男宝宝会出现双侧睾丸未降。就发病率而言,有大约3%的健康男婴可能出现隐睾,而早产男婴隐睾症的发病率可高达30%。但事实上,这些婴儿中的大多数,睾丸可在出生后的几月内自行降入阴囊,最终仅留有约0.8%的男婴在出生一年后睾丸仍未降入阴囊,这时就需要积极地干预治疗。

隐睾症会带来哪些危害?

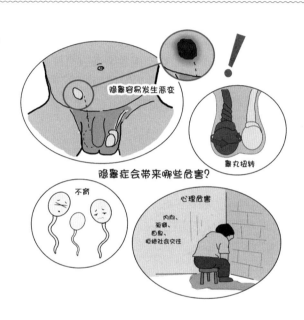

"医生，隐睾对宝宝会有什么影响吗？"

1. 隐睾容易发生恶变

　　未下降的睾丸由于生长环境的改变和发育的障碍，容易使睾丸细胞发生恶变，最终形成恶性肿瘤。尤其睾丸尚位于腹腔内时，恶变的概率较正常高出 20 ～ 35 倍。

六、先天性疾病篇

2. 隐睾容易发生睾丸扭转

不在正常位置的睾丸，容易受外伤或发生扭转，导致睾丸损伤。

3. 隐睾容易导致不育

隐睾是男性不育的重要原因之一。正常情况下，阴囊的舒缩能使睾丸温度较正常体温低 1.5～2℃，以维持正常的生精功能。发生隐睾症时，患者睾丸没有降到阴囊内，无法享受这"阴凉"，因此睾丸生精功能受影响，容易引起不育。单侧隐睾患者不育的概率可在 30% 左右，而双侧隐睾的患者甚至可达 50%。

4. 隐睾容易带来心理危害

对于大龄的隐睾患儿，生殖器官的畸形极易造成心理压力。如果这种压力持续到成人阶段，就容易导致心理内向、孤僻、自卑及拒绝社会交往等心理问题。

六、先天性疾病篇

隐睾症"长大就好了"？

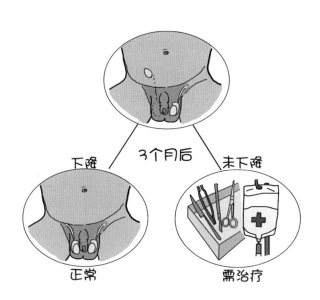

曾接诊过一位先生，他刚出生的儿子被诊断为隐睾，这让他非常揪心。但这位先生听亲戚说，朋友家孩子在出生时也发现是隐睾，不过孩子长大后，睾丸就自行下降了，并未进行手术治疗。这让他很疑惑：隐睾这个病，是不是可以不管，孩子长大就好了？

六、先天性疾病篇

不得不说，这是一个错误的观念。在医学上，往往一念之差，结局就各有不同。许多家长认为隐睾是小病，因此不重视，导致很多隐睾患儿在进入青春期甚至成年后才就诊。此时往往就已经造成睾丸恶变、失去生育能力等严重后果。事实上，对于出生6个月内的隐睾患儿，睾丸有自行下降的可能（多在3个月内下降），因此可以在医师的指导下进行观察，期待睾丸自行下降。若出生后超过6个月，睾丸仍未自行下降，就应该着手治疗。

隐睾的治疗可以分为非手术治疗与手术治疗：非手术治疗主要指激素治疗，作用是促进生殖细胞转化和促进睾丸下降（睾丸位置越低，治疗效果越好）。手术治疗也是一种安全、疗效较好的治疗方法。睾丸固定手术必须在患儿出生后24个月以内进行，因为一旦超过2岁，患者就往往已经有睾丸生精功能损害等不良后果。在手术过程中，如果发现患儿睾丸已经萎缩或无法降入阴囊，则需要考虑切除睾丸以预防睾丸癌变。

"下水道"开口异常
——什么是尿道下裂?

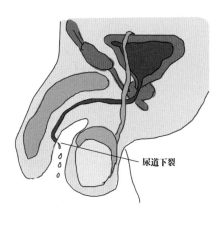

尿道下裂

男性正常的"下水道"开口位于阴茎的最前端,但对于尿道下裂患者,其尿道开口是在阴茎的下方(阴茎腹侧),开口位于冠状沟、阴囊处,甚至会阴部多个位置。据科学家统计,每250名出生男婴中,就有1名会出现这种情况,临床上称为尿道下裂。

患尿道下裂的儿童常有以下的特征:

①尿道开口异常。

②阴茎向腹侧屈曲畸形。

③阴茎背侧包皮正常而阴茎腹侧包皮缺失。

④尿道海绵体发育不全,从阴茎的根部到异常尿道开口可形成一条粗的纤维带。

⑤排尿异常,主要表现为尿线细、尿流向下无射程、排尿时易打湿衣裤。

六、先天性疾病篇

71

怎么修复"下水道"开口？

对于在阴茎下方的"下水道"开口，应优先考虑手术矫正。

根据尿道异常的开口位置，可以将尿道下裂分为四种类型：①阴茎头型；②阴茎型；③阴囊型；

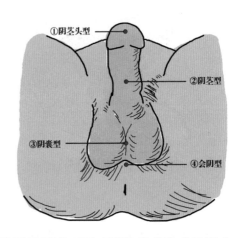

④会阴型。后三种类型的尿道下裂畸形给患者造成的影响是多方面的。生活中常需坐位排尿、洗澡时要回避他人，长大后性功能与性行为也会受到影响，这些问题将给患者带来极大的心理负担，甚至引起心理障碍。因此，尿道下裂患儿需要及时进行整形手术，以尽量恢复站立排尿及成年后正常的性功能。

对于手术时机的选择，有的家长会有疑问："可不可以出生就进行手术治疗？"其实，孩子阴茎未发育到一定程度就进行手术会增大手术难度，降低手术成功率，因此等待孩子阴茎发育到 1.5～2.0cm 再施行手术较为适宜。

什么是包茎、包皮过长？

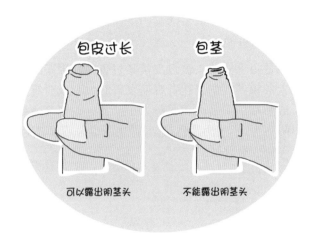

百分百的男孩在出生时都有包皮过长的情况，高到包裹住阴茎头部，称为生理性包茎。之后，阴茎主干逐渐生长，到3岁时，大多数小男生的包皮已经可以翻起来露出阴茎头。成年以后，如果阴茎软软的时候阴茎头被包皮覆盖看不到，但是包皮可以向上翻起露出阴茎头，这种情况就被称为"包皮过长"。

六、先天性疾病篇

如果包皮外口过小，紧箍阴茎头部，不能向上外翻露出尿道口，那就不是包皮过长的问题，而是包茎了。

包皮过长、包茎有哪些危害？

包皮过长、包茎的包皮内分泌的黏液以及细菌、尿液，可共同形成包皮下白膜样物质，称为包皮垢，肉眼观看呈白色或淡黄色的细屑物。包皮垢非常适宜细菌的生长，常引起包皮炎、阴茎头炎等多种感染性疾病，严重时可造成尿道口狭窄、粘连，甚至诱发阴茎癌。而且还有导致女性伴侣宫颈癌的可能。

包茎是由于阴茎头被包皮紧紧包裹住，阴茎的发育受到了很大的束缚，如果在青春期发育时没有及时解除这种限制，成熟后的阴茎会比同龄人小；此外，包茎会导致无法露出阴茎头，影响阴茎勃起，对性生活也会造成一定影响，如性交疼痛、早泄等。

包茎、包皮过长能否一割了之？

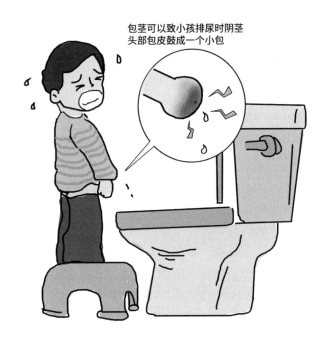

包茎可以致小孩排尿时阴茎头部包皮鼓成一个小包

　　包皮是男性外生殖器的正常解剖结构，正常情况下它覆盖在阴茎头上，主要有保护阴茎、阴茎头和增加性生活快感的作用。比如包皮可以保护阴茎头，减少外界对阴茎头的损伤，包皮还可以分泌一些杀菌的酶，对"小弟弟"也有保护作用。另外，包皮可以增加性生活的愉悦感。

六、先天性疾病篇

并非所有包皮过长都需要手术。如果能保持包皮内的清洁，则可不用手术。但如果阴茎勃起时会形成包皮环而造成疼痛，或者经常、反复发生炎症，或者由于包皮过长，导致阴茎头敏感，引起早泄，则建议到医院做手术，切除多余包皮。

包茎的情况则比较复杂。正常情况下，绝大多数婴幼儿都存在生理性包茎。但随着身体的发育，包皮口会逐渐变大，包皮会自行向上退缩，显露出阴茎头，从而使包皮和阴茎头逐渐分离。一般来说，大多数儿童在 3 岁时包皮就可以退缩翻起。因此婴幼儿的包茎和包皮过长都可以暂时不用做手术，注意观察发育情况就可以了。但如果引起了排尿困难、发炎等，比如小便时尿线非常小，尿液一滴一滴流出或包皮口鼓成一个大包就说明排尿有困难了，那就要考虑进行手术治疗。

由于包茎会限制阴茎发育，并且容易导致包皮炎、龟头炎、尿路感染甚至阴茎癌等多种疾病，所以青春发育期的包茎患者均应及时进行手术治疗。而对于成年人，即便外生殖器已停止发育，包茎仍存在引起炎症及影响性功能等负面影响，也需要手术治疗。包皮环切手术是一种简单方便的治疗包茎的手术方式。

胖子的"丁丁"
是不是真的比瘦子的短?

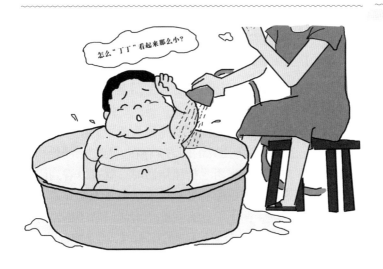

在肥胖的话题方面,男胖子们有一个永远的"痛"——总被同龄人嘲笑"丁丁"短。有一些父母在给自家的"小胖墩"洗澡时也会发现:怎么孩子的"丁丁"看起来那么小?难道胖子的"丁丁"真的比瘦子的短?

在解释这个问题之前,我们需首先明白一个概念:隐匿性阴茎。

隐匿性阴茎常见于肥胖的儿童,外观短小,包皮呈山丘样或圆锥状,不存在排尿困难等问题,但因为阴茎隐匿在包皮下,常造成包茎的假象。

六、先天性疾病篇

实际上，隐匿性阴茎的患儿其阴茎发育一般正常，但阴茎根部常被隐藏于耻骨前皮下组织内，也就是我们通常说的丹田处。包皮内并不是全部的阴茎，隐藏的那部分阴茎被来自下腹壁的肌纤维索带限制了前伸。所以需要认真地进行体格检查来确诊。如果没有分清与包茎的区别，而把隐匿性阴茎当作是包茎来治疗，其结果将是：阴茎的发育限制问题没有解决，反而包皮越来越少，这将对后续的整形造成极大困难。

胖子的"丁丁"短是因为隐匿性阴茎吗？首先，胖子的"丁丁"不一定会比瘦子的短。虽然我们常常看到胖子的"丁丁"似乎会小一些，主要是因为胖子的阴阜、耻骨前（也就是肚脐下面一点点的地方）存在大量的脂肪堆积，将阴茎深埋在其中，当用手推压脂肪时，就可以看到阴茎的全貌了。这种单纯由脂肪堆积造成的阴茎无法显露，在临床上称为"埋藏阴茎"。有些胖子可能一辈子都没有机会看到自己"丁丁"的全貌，不是它不争气，而是腹部的"肉山"过高而遮挡了视线，先减肥，瘦下来，或许就会发现肚子下方还有一番新天地。

"丁丁"能移植吗?

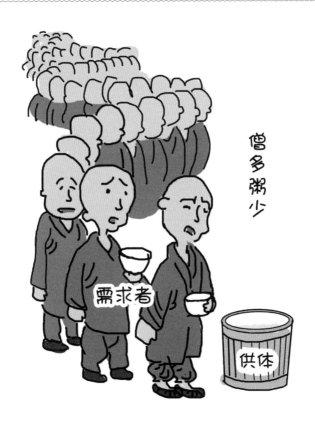

僧多粥少

需求者

供体

都说器官移植是医学史上跨越性的一步,目前肾、肝、心脏、肺等器官的移植手术在世界各地的大医院里都存在,但你听过"丁丁"移植吗?

1."丁丁"从何而来，又将去往何处？

"丁丁"移植在世界范围内还是一个难题。到目前为止，全世界报道阴茎移植的资料屈指可数。首先，"丁丁"的供体来源极少，毕竟"丁丁"是祖传"宝贝"，有且只有一根，没什么特别情况的话是不会外传的。供体一般来自由于意外而导致脑死亡的患者或者"虽有男儿身却有女儿心"的变性人。相反，需要更换"丁丁"的人群就比较多了，严重外伤、手术中意外损伤的患者、民间"神药"的受害者等。也就是说，目前"丁丁"移植的市场关系呈供不应求、僧多粥少的尴尬局面。

2."丁丁"就这么大，移植起来应该很容易吧？

"丁丁"虽小但是"五脏俱全"，由于"丁丁"肩负着人类传宗接代的历史使命，结构十分精细复杂且微妙（含有皮肤、血管、神经、海绵体组织、白膜、尿道黏膜等多种组织），哪怕是神来之手也无法保证移植后的"丁丁"可以如原装产品一样灵敏耐用。更别提还有移植专家最头痛的问题——排斥反应。此外理想的阴茎移植要满足患者站立排尿顺利和"啪啪啪"的要求。只要术后排斥反应不是太严重，护理得当，恢复顺利排尿的概率还是很大的。至于另一个要求的现实情况很可能是，你的"丁丁"只能恢复部分感觉，更多的时候是一种麻木感。另外，术后长期服用免疫抑制剂不仅会影响"丁丁"的正常使用，还会给患者带来肝肾毒性、高血压等全身性疾病。

七、男科篇

　　国内的性启蒙教育起步较晚，即使很多成年人对男科或男科疾病的认识也一知半解。当出现男科疾病的时候，比如常见的"前列腺炎""阳痿""早泄"，常常去网上搜索答案，误入歧途或误信某些小广告，导致身体受害，金钱受损。在本篇，我们将对男性生理及常见男科疾病进行简单介绍。

问题
76

"丁丁"多长才算正常？

从孩提时代开始，男孩的一大乐趣就是"排排站，屙尿尿"，小解过程中还不忘互相比较长短，比谁尿得更远。成年以后，许多大男孩也依旧热衷于这场"长短"的较量。

据统计，亚洲地区男性的生殖器平均长度为6～8cm，勃起长度为10～12cm，周径为7～10cm。我国著名的泌尿外科专家梅骅教授曾提出"阴茎勃起长度＜9.5cm只能说偏短，未必不正常"的观点。我们在评估阴茎长度是否正常时，更推荐用勃起的长度，因为每个人勃起的程度是不一样的。目前认为，阴茎短小为勃起长度小于正常人平均值的2.5cm以上。也有学者认为勃起长度小于7cm属于阴茎短小。

如何判断"丁丁"长度是否合格？测量阴茎长度的正确方法是，在勃起后用直尺沿着阴茎平行压住阴茎根部的皮肤，一直到龟头末端，这段长度才是你真正的长度。

为什么大家都那么在意"丁丁"的长度和粗细呢？一方面，因为这是男性的特征；另一方面，可能大家觉得"丁丁"越长越粗，"战斗力"越强。其实这种想法是错误的。可能大家受到了"器大活好"观念的影响。其实影响男性"战斗力"的第一位因素是"丁丁"的硬度，而不是长度和周径。勃起硬度在性爱中是至关重要的。勃起硬度分为4个等级：1级，阴茎胀大但不硬；2级，阴茎有硬度，但不足以插入阴道；3级，阴茎勃起可以插入阴道，但没有达到完全坚挺；

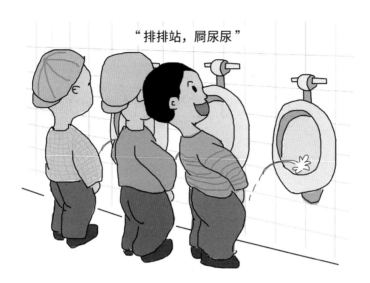

"排排站，厕尿尿"

4 级，阴茎完全勃起并坚挺。我们也可以很通俗地将 4 级硬度分别用食物来比喻：豆腐、剥了皮的香蕉、香蕉、黄瓜。它们分别代表 1 级、2 级、3 级和 4 级硬度。3 级和 4 级都能够完成性交，但是 4 级硬度才是最佳硬度。

很多人以为，"丁丁"越长越粗，就越容易给对方带来性愉悦感，越容易使对方产生性高潮。这种想法是片面的。因为女性阴道的神经在阴道口和阴道外 1/3 处，大约位于阴道口内 3 ~ 4cm，类似于我们所说的"G 点"，虽然 G 点不是一个解剖结构，但是女性对于阴道此部位的刺激却非常敏感。正常情况下，"丁丁"均能达到此部位，因此，长度和周径并不是最重要的决定因素。但是坚硬的"丁丁"能够同时给 G 点、阴蒂和阴道带来更为猛烈的性刺激，短时间内便可使对方达到性高潮。

除了硬度之外，另外需要关注的就是性爱技巧。因为在性生活当中，女方性高潮的来临比男方稍微晚一点，所以，男方需要在性生活中增加一些前戏，既可增进夫妻双方之间的感情，又可以促进女方性唤起，因此，在性爱过程中掌握性爱技巧，挑逗女性的敏感部位，"短小精悍"的你同样可以令性伴侣达到高潮。

问题

77 有办法让"丁丁"变长变粗吗?

这是一个令许多男性午夜梦回仍魂牵萦绕的话题,更让人兴奋的是它的答案是:有。但是,都靠谱吗?

1."拔树"——阴茎延长手术

阴茎延长手术有严格的适应证,如阴茎短小、发育不良、隐匿性阴茎、包茎、尿道下裂、阴茎外伤、阴茎肿瘤切除后造成的阴茎短小等。

这里我们可以把"丁丁"想象成大树树干的地上部分,把固定阴茎的浅韧带和深韧带想象成树干的地下部分,阴茎延长术的过程大概就是把地下树干拉出来,凑成地上的部分,也可以称为"拆东墙补西墙"。因为在树的根基被强行拔出来后,大树虽然看起来更高了,但它站得不如从前稳固了,也站不直了(勃起时与腹壁角度达不到90°)。而且,谁能保证在"拔树"的过程中,枝干(血管、神经等)可以毫发无损?

因此,赶快停止不必要的幻想,没有达到手术指征的男性同胞就不要强行"拔树"了,毕竟揠苗助长的悲哀没有人愿意亲身体会。

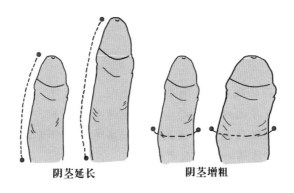

阴茎延长　　　　　　阴茎增粗

2. "加料"——各种阴茎增粗手术

阴茎增粗的手术方法有自体大隐静脉移植、膨体聚四氟乙烯 (ePTFE) 人工血管补片置入术、自体脂肪移植增粗术等。

往"丁丁"里面塞东西，听起来似乎较"拔树"安全得多，看到这里心动不已且跃跃欲试的人有没有考虑过"丁丁"的感受？且不说外来物可能引起"丁丁"过敏，将自体组织塞进本就容量有限的"丁丁"，会让原有的"丁丁"组织受压、供血减少，这么令"丁丁"窒息的操作，结果可能得到奇丑无比、客户体验更差的新"丁丁"，谁狠得下心呢？

总而言之，"丁丁"的长短粗细几乎是"七分天注定，三分靠激素"，人为的"打拼"是无济于事的，人们能做的是维稳激素的分泌，希望自己的"丁丁"争气。无论如何，要相信原装产品更耐用。

七、男科篇

"男"言之隐
——阳痿是怎么回事？

　　街头的破墙壁、商铺的卷闸门、电线杆，这些"小广告"繁华之地常有那么一些宣传单，上书"专治阳痿肾虚，无须住院随治随走""阳痿早泄，补肾延时；祖传秘方；咨询一下，改变一生"。

　　什么是阳痿？

　　其实，阳痿因其有贬义意味，现在国际上已被勃起功能障碍（erectile dysfunction，ED）一词代替。勃起功能障碍，是指持续不能获得或维持足够的勃起以达到满意的性生活，一般患者此症状持续三个月就可以诊断为ED。

　　如果一个人在性生活中，偶尔一次没有达到足够勃起，并不是ED，这种情况可能与环境、心理等因素有关。而有些人在出现这种情况时，常常怀疑自己得了ED，日思夜想加重思想负担，反而使性生活更加不和谐。

　　虽然ED是一种良性疾病，但ED会影响心理健康，对患者及其伴侣的生活质量也有明显影响。随着近年来人们对ED的认识不断加深，目前认为，ED的发生与其心血管系统、内分泌系统和吸烟、喝酒等不良生活方式等有关。所以，当因ED去医院就诊时，医生会先排除器质性方面的原因，如有无心脑血管疾病、糖尿病、甲亢等疾病，因为ED有可能是继发这些疾病出现的症状。

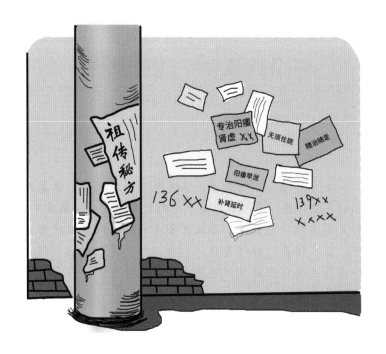

　　ED是男性难言之隐，许多街头广告内都有"让男人永远自信，纯天然助你更行""有你撑腰，雄风不倒"的神奇药酒，这些值得相信吗？

　　中国民间素来推崇以形补形，于是不乏服用虎鞭、鹿鞭、牛鞭等以求达到壮阳效果者，但对于治疗ED是否可行，仍需留个问号。另外，能否利用养生药酒"喝走'男'言之隐，喝回第二青春"也是有待考证的，因为药酒多采用50℃以上的高浓度白酒浸制而成，酒精这个药媒本身就会带来动脉硬化、肝损害、胃溃疡等诸多问题。

　　所以，我们应全面看待ED，若有"男"言之隐，千万不要相信街头广告或是神奇药酒，到正规医院就诊方为首选，切记。

三个西瓜 = 一粒伟哥？

炎炎夏季，瓜熟蒂落，正是吃瓜的好时节。但是西瓜们并不知道，在人类眼里，它们已不再是普通的瓜了。据美国某项研究发现，西瓜里含有一种叫作瓜氨酸的物质，与"伟哥"的作用相似，可以治疗男性阳痿，吃3个西瓜或喝6杯西瓜汁就等于吃一粒伟哥。西瓜真的有如此神效吗？

近年来，国外对西瓜的研究比较多，西瓜中含有一种成分叫作"瓜氨酸"，瓜氨酸进入人体后，通过特定的酶转变成精氨酸。精氨酸可以促进血液中一氧化氮的形成。从理论上说，血液中一氧化氮浓度的增加，能够起到缓解血管压力的作用，从而能改善勃起功能的症状。但实际效果如何？

其实，早于2011年就有研究表明，给轻度勃起功能障碍的患者服用提纯的瓜氨酸，有一半的患者表示症状有所改善，但效果并非很理想，而且需要长时间的服用，不像"伟哥"那样见效快。所以，目前瓜氨酸对勃起功能障碍的治疗作用还没有得到普遍认可。此外，就算瓜氨酸确实对勃起功能障碍有帮助，但为了达到效果，患者可能每天要吃

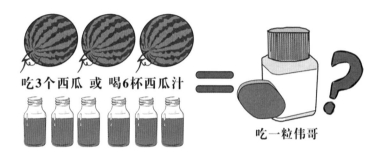

吃3个西瓜 或 喝6杯西瓜汁 = 吃一粒伟哥

的西瓜量会相当大。即使有很大的胃能吃那么多，但西瓜属于生冷食品，吃多了会伤脾胃，导致食欲不佳、消化不良、胃肠抵抗力下降等不良后果。

事实上，西瓜还是那个西瓜，西瓜富含多种维生素，是夏日不错的时令水果，但寄希望于食用西瓜来治疗阳痿的"吃瓜群众"请赶快从美梦中苏醒，把"重振雄风"的大业寄托于西瓜是荒谬的，有健康问题还是找医生最稳妥。

"快枪手"的烦恼
——什么是早泄？

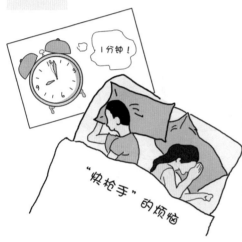

"快枪手"的烦恼

1. 什么是早泄？

当谈论 ED 时，不免会牵涉到他的亲戚"早泄"，人们常常会把阳痿和早泄相提并论，好像这就是一种相同的疾病，其实不然。早泄也是一种男性性功能障碍，通常被认为是射精过快，是一种临床综合征。

2. 早泄有哪些类型？

早泄可分为原发性早泄和继发性早泄。原发性早泄的定义由以下三个部分组成：

①从第一次性生活开始接触阴道后在 1 分钟左右（反复或持续）射精。

②延迟射精控制能力差，即在射精即将来临时抑制精液射出的能力低下或缺乏。

③出现了负面的个人情绪，比如焦虑、烦恼、逃避性行为等。

原发性早泄的特点是第一次性生活即可出现，以后每次性生活都发生过早的射精。继发性早泄是指以第一次性生活开始为起点，射精潜伏时间（男子阴茎进入阴道后至射精的时间）逐渐降为 3 分钟或更短，同时合并上面的第 2 点、第 3 点。继发性早泄的特点是早泄发生在一段正常性生活以后逐渐出现或突然出现；发生早泄前有正常的射精时间，也可能继发于其他一些疾病。

另外，也有学者提出了另外两种早泄类型：①射精潜伏期不稳定性早泄：此类患者的射精时间有长有短，其特点是早泄不是每一次都发生，没有规律性，患者控制射精的能力差。②早泄样射精障碍：此类患者的射精潜伏时间正常，患者在心理上认为自己早泄，不是一个病理过程，常常有着心理问题或者与性伴侣的关系问题。其特点是主观上自己认为射精过快，但射精潜伏时间正常。

3.坚持多久算早泄？

根据早泄的定义，并不能简单依据射精潜伏时间来诊断早泄。这种"以时间论英雄"的说法容易使人产生误解。早泄的判别应综合射精时间长短、对性生活满意度等指标来全面评估。比如一个人的射精潜伏时间短于 3 分钟，但夫妻双方对性生活都比较满意，此时则不应该诊断为早泄。

4.为什么会早泄？

早泄的病因尚不明确，过往认为早泄与心理因素关系密切，但目前认为早泄的发生是多因素的，与心理、环境和内分泌等诸多因素相关。比如性生活时过于兴奋或紧张、一次欠满意的性生活造成的恐惧或伴侣的埋怨、发生性关系的场所过于嘈杂等。另外，吸食毒品、长期禁欲、炎症刺激、包皮过长、包茎等也可能造成早泄。

七、男科篇

5. 手淫会导致早泄吗？

目前并没有直接证据证明手淫与早泄有直接关系。偶尔一两次手淫对于释放长期压抑是有帮助的，但长期过度手淫会引起前列腺的反复充血，容易引起前列腺炎；同时，手淫时的内疚心理也有可能影响以后的正常性生活。

6. 减少亲密接触可以预防早泄吗？

夫妻双方性生活前戏过于兴奋，激动紧张发生早泄是常见的。但如果刻意减少性接触，回避前戏，性生活心理负担过重，则反而不利于性生活顺利进行。除此之外，长期禁欲也容易引起早泄。

7. 早泄说明身体不行了？

早泄与身体健康没有必然联系。早泄的病因是多因素的，应该具体问题具体分析。大部分继发性早泄并无身体机能异常，而是继发于"想太多"等心理障碍；小部分继发性早泄则由内分泌因素或器质性病变引起，可能是身体在生病情况下亮起的警示灯，应该加以注意。

8. 早泄会导致什么后果？

早泄不仅会影响性生活质量，还可能导致伴侣关系的失和，因此，患者容易有焦虑、紧张、恐慌等负面情绪。反之，不良的精神状态又将进一步加重早泄的病情。二者相互影响，久而久之将形成恶性循环，为患者的家庭、工作及生活造成严重的消极影响。

9. 早泄对生育有影响吗？

一般来说没有影响。早泄患者在性生活中仍然有在阴道射精，只要精液中的精子与女方的卵子结合，是可以达到怀孕目的的。

怎样摘掉"快枪手"的称号?

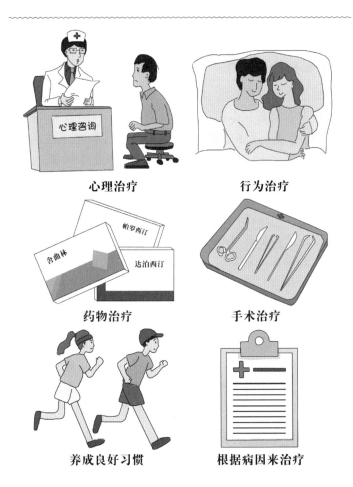

心理治疗　　　　　　行为治疗

药物治疗　　　　　　手术治疗

养成良好习惯　　　根据病因来治疗

早泄的病因有很多,其治疗需要对症下药,千万不能病急乱投医。

1. 早泄的心理治疗

性是人类的正常生理需求,讲究伴侣双方的身心合一。如果性生活出现了心理上的不和谐,应积极寻找可令双方信任的心理医生,向其真诚袒露内心的疑惑,争取得到心理治疗。如果出现了物理机能的损伤,则应及时求助临床医生,万万不可放弃治疗。

2. 早泄的行为治疗

如改变体位、减少性刺激、延长"前戏"、克服心理障碍、增加避孕套层数、多戴几顶"帽子"、削弱阴道的刺激等方法均可以延迟射精。把握停顿与开始的艺术:在性生活中,当男方阴茎勃起、射精感紧迫时,立即停止性刺激,待紧迫感消失后再重新开始性生活,如此反复几次后再射精。阴茎挤捏:在把握停顿与开始艺术的基础上,当出现射精紧迫感时,采用手压迫阴茎头法使其疲软,再进行性刺激,反复多次后再射精。这些方法需伴侣双方持久紧密的配合,可以提高患者的射精兴奋度阈值和对性刺激的耐受程度,延缓射精时间。

3. 治疗早泄"有药可医"

早泄的药物治疗分为外用药物和口服药物。常见外用药物是局部麻醉药膏,口服药物主要有舍曲林、帕罗西汀、达泊西汀等。用此类药物最初治疗抑郁症时,发现有延缓射精的作用。

此外,许多人肯定按捺不住萦绕在心中的疑问:江湖上号称壮阳补肾的药物能否让人摆脱"快枪手"的称号呢?

盲目服用壮阳补肾的药物,不但可能掩盖早泄的病因,而且也无法解决实际问题,反而会延误治疗。另外,非正规渠道的"药物"可能存在未知的肝、肾毒性,容易导致"赔了夫人又折兵",因此不建议采用。

4. "动刀子"是治疗早泄的最终归宿吗?

早泄的治疗建议先采用行为治疗和药物治疗,若上述治疗无效,可以考虑手术治疗。目前有研究表明,包皮环切术可以改善早泄,原理在于包皮环切术后引起的龟头包皮角质化,可以起到降敏作用,通过降低阴茎头的敏感度,从而提高其对性刺激的耐受力。但是,包皮环切术并非所有早泄患者的救命稻草,因为一些患者在"动刀子"后的症状并不会得到明显缓解。

5. 如何对早泄 say no?

首先要养成良好的饮食起居习惯,性生活要有规律。调整紧张与焦虑,使情绪舒畅,注意劳逸结合,积极参加体育锻炼。偶尔出现早泄,无须大惊小怪。夫妻双方应坦然面对,相互理解,并积极地进行调整。了解有关性常识和性技巧,增进彼此的理解并消除误会。

6. 早泄真的难以根治吗?

早泄的类型有很多种,应该根据病因来治疗。比如缺乏性经验的年轻人,不懂性技巧或因精神紧张而出现早泄的患者,可以学习性生活的相关知识。随着性经验的积累和性技巧的成熟,其早泄次数会慢慢减少或消失;患有前列腺炎的患者或尿路感染的继发性早泄患者可以通过治疗原发病,使得早泄得到改善。

无论是何种早泄,一定要在医生的指导下进行治疗。同时,要以积极的心态面对早泄,夫妻双方相互理解关爱,消除紧张、焦虑、抑郁等不良情绪,这些对治疗早泄都有帮助。

七、男科篇

"慢枪手"的苦恼
——什么是不射精症？

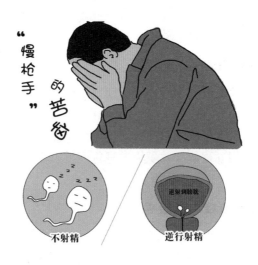

大家一定听说过勃起功能障碍、早泄，但是不一定听过不射精症。不射精症是指阴茎能正常勃起和性交，但是由于不能射出精液，或在阴道内不射精，因此无法达到性高潮和获得性快感。由于不射精症会造成性交时间延长，患者难以达到性高潮或没有性高潮，此症常常引起男性心理压力大，同时因没有射精而造成不育。

首先，不要混淆不射精与勃起功能障碍，比如说有些人勃起不坚，性生活刺激不够难以达到性高潮或者还没有射精就疲软，这种情况属于勃起功能障碍，而不是不射精症。另外，还有一种情况是逆行射精，两者的共同点都是在性交过程中精液没有从尿道中排出。但逆行射精在性交过程中能达到高潮，有射精快感，只是精液反向射到膀胱。逆行射精常由糖尿病、神经损伤、神经源性膀胱或药物作用等原因引起。不射精的病因有哪些呢？

1. 心理因素

比如夫妻关系不协调、思想压力大、性生活环境不佳等，均可使男方心理紧张，性生活时无法放松，长此以往会导致不射精症。这种情况下，越是担心，想得越多，心理包袱反而越重，情况也就越糟糕。

2. 长期手淫

正常性生活的性刺激强度远远低于手淫时的性刺激，射精中枢习惯于手淫的强烈刺激，可能在性交时达不到射精阈值。另外，手淫时通常有负罪感和羞耻感，害怕别人突然闯入或打扰，有时会中断或加快射精过程，久而久之也会抑制射精或习惯性早泄。

3. 夫妻双方缺乏性知识

不知道如何性交，或者对性有恐惧心理（如女方害怕疼痛或怀孕）；男方性技巧缺乏，比如没有大幅度、快速抽动，不能达到射精的阈值导致不射精症。

4. 病理性原因

比如脊髓损伤、射精管梗阻、糖尿病、酒精中毒、药物等会抑制射精。

对于不射精症的治疗，首先要了解是什么原因引起的。夫妻之间应相互理解，消除心理压力。对于性知识缺乏而引起不射精的，可学习必要的性知识，使男女双方了解生殖系统的解剖生理和性生理过程，了解性生活的技巧，使阴茎能接受更多性刺激，而达到治疗的目的。

　　除了心理治疗之外，性行为治疗也是很重要的一个环节。如改变性生活环境、调整性交频率、改变体位、通过手淫诱导射精等。手淫诱导射精的方法就是女方可帮男方手淫，当男子感觉快要射精时立即将阴茎插入阴道并接着抽动直至射精。也可以进行性感集中训练，即通过拥抱、抚摸、按摩等刺激的手段来体验和享受性的快感，解除患者对性交的焦虑和恐惧。

　　另外，还有一些治疗方法，比如药物治疗、电刺激或电动诱发射精等也可以考虑。药物治疗应用较少，目前不是首选。电刺激诱发射精有助于建立正常的射精反射，常见的就是"飞机杯"。最后，还要考虑是否是药物引起的副作用问题，如抗抑郁药常常具有抑制射精的作用。此时可咨询医生的意见，从而更改治疗方案。

　　现在大家都希望性生活的时间越长越好，一味追求长久的性生活时间。其实有时时间太长也未必是件好事。每次性生活时间太长容易造成阴茎和阴道疼痛，甚至出现前列腺炎、妇科炎症等；人也会被折腾得很疲惫，影响到工作与生活。其实性生活时间没有一个严格的标准，只要夫妻双方都满足了，不管是 3 分钟、5 分钟，还是 10 分钟、15 分钟，都是正常的。因此，我们不必太过在意时间的长短。

"金枪不倒"真的好吗？

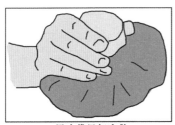

用冰袋局部冷敷

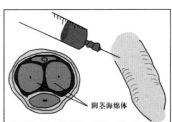

阴茎海绵体

用注射器对阴茎海绵体放血

每个男人都梦想可以像"金枪"一样坚挺，永远不会倒下。可是这并不是什么好事。

所谓"金枪不倒"，其实是一种病理性勃起状态，疾病名称为"阴茎异常勃起"。官方定义是在与性刺激无关的情况下阴茎持续勃起时间超过 4 小时，这种勃起不能通过射精而缓解。此时的勃起已无"性趣"可言，"丁丁"勃起时间过长，不仅会导致胀痛和排尿困难，如果置之不理，还会影响血运，严重的会引起海绵体组织缺氧甚至坏死。"丁丁"可能再也无法"雄起"了。

七、男科篇

如果阴茎持续勃起 4 个小时以上，必须马上就医，因为持续的勃起状态会使"丁丁"内的血液无法交换，使阴茎成为一个相对封闭的腔隙，造成阴茎海绵体缺血、缺氧等，简单来说就是"丁丁"会"窒息"。随着时间的延长，海绵体发生纤维化后，勃起功能就会永久丧失。治疗越早，损害越小，对以后的勃起功能影响越小。

导致阴茎异常勃起情况发生的原因有很多，其中一项便是不正确地服用含有壮阳效果的药物。常见的治疗方法可以用冰袋局部冷敷，促进血管收缩，原理是热胀冷缩；用注射器针头对阴茎海绵体进行抽吸放血，将阴茎的血液慢慢吸出，直至阴茎完全疲软；如果冷敷和放血效果不明显，还可往阴茎海绵体注射血管收缩药物，必要时可用生理盐水冲洗。此外，所有治疗中，都需要对患者使用一定的镇静药物，让患者保持镇静。如果这些方法均无效，就需要考虑尽快进行手术了。

男性也有"大姨父"？

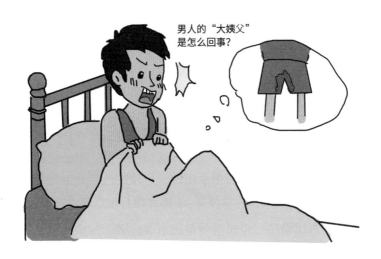

男人的"大姨父"
是怎么回事？

　　女有"大姨妈"，男有"大姨父"吗？其实，关于男性"大姨父"的描述，古已有之。《红楼梦》的《贾宝玉初试云雨情》中有这样一段描写，贾宝玉在秦可卿的床上不知不觉睡着，恍惚中，竟在梦中做起男女之事。梦醒后，袭人过来给他系裤带时，刚伸手至宝玉大腿处，只觉冰冷黏湿一片，吓得忙退回手来，惊问道："那是哪里流出来的？"宝玉只管红着脸不言语。其实这就是描述贾宝玉第一次来"大姨父"。

七、男科篇

遗精指男孩在 10 岁左右开始进入青春发育期，一般在 13～15 岁，在没有性交和手淫的情况下可能出现自发的射精。如在白天清醒状态下射精，则称为"滑精"。遗精是一种正常的生理现象，是男性生殖腺开始成熟的标志。发育期或成年男子每天都在产生精液，当多到贮存不下的时候，就会发生遗精现象，"大姨父"就闪亮登场了，正如古语所云："月满则盈，精满则溢。"

多数男孩是在 14 岁前后出现首次遗精的。遗精的次数和频率因人而异，也与个人的身体素质有关。正常人每月的遗精次数为 1～8 次，次数的间隔可以不均匀。一般 1～2 周遗精一次，或者在短期内连续几天每日一次，都属于正常范围。但如果每月遗精超过了 8 次，或者滑精，或白天一有性冲动精液就自行流出，则要考虑是不是有什么原因导致的，需要及时就医。在计算遗精次数时，不能误认为在性刺激情况下从尿道里流出的、少量的透明分泌物是遗精。这些分泌物是由尿道球腺、尿道旁腺和前列腺等分泌的。

频繁遗精主要可由两种情况引起。第一种情况就是心理性因素，青春发育期男生经常受色情书刊或视频的刺激，使得大脑处于性兴奋状态，导致在睡觉时不自觉地出现性幻想，出现梦遗。另外，睡觉前穿的内裤过紧、手淫、睡觉前刺激性器官、过量饮酒，或者盖的被子过暖，睡觉前喝太多水、憋尿等，均可诱发遗精。运动后遗精次数也可能增多。第二种情况就是生殖系统的炎症也很容易引起遗精，比如常见的前列腺炎、包皮炎等。由于在炎症的刺激下阴茎易于勃起而发生遗精。

自古有"一滴精，十滴血"的说法。还有就是经常听到遗精就是体虚，或者认为是"精门松弛，无法固守"导致的。这些说法都是缺乏依据的。一般来讲，年轻健康的未婚男子1个月出现4～5次遗精都属于正常现象。青春期的男生频繁遗精，主要与学习压力大、精神过度紧张、手淫或频繁接触与性有关的书籍或录像有关。此时需要家长帮助孩子讲解一些性生理知识，及时解答孩子们的疑惑，使其戒除不良的习惯。

多数男孩子在发现自己第一次遗精时，会感到惶恐不安，羞于见人，有时会将这些被"污染"的衣物等清理干净，清理"犯罪证据"，生怕让家长发现了难为情。为此，家长们首先应该让孩子了解遗精是一种正常生理现象，并不是他生理上或心理上出现了什么毛病，让孩子保持身心健康，避免不良习惯。遗精后要在第二天早上换一条干净的内裤，并清洗生殖器，保持清洁卫生。其次，适当安排好学习和生活，注意劳逸结合。临睡前不要大量喝水，尽量少接触淫秽的言情小说、电影等，内裤应穿宽松些，睡觉前不要胡思乱想，争取尽快入睡。还要注意个人卫生，注意保持外生殖器的清洁，预防炎症发生。

没有晨勃也是病？

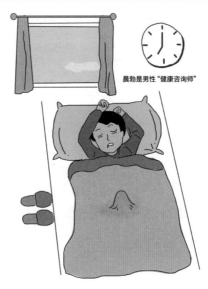

晨勃是男性"健康咨询师"

晨勃指男性在清晨 4:00 ~ 7:00，阴茎在无意识状态下，不受情景、动作、思维的控制而产生的自然勃起。男子在 20 ~ 30 岁时，晨勃次数增多，中年以后会逐渐减少。晨勃是评价身体健康和性功能正常与否的重要表现之一。

1. 晨勃从何处来？

晨勃是夜间勃起的一部分。夜间勃起可以给阴茎高血流量灌注，保证氧气和营养物质的补充，是"丁丁"自我发动的"维护工程"。一般来说，每天晚上"丁丁"会有 3 ~ 5

次"骚动"，平均时间为 15 分钟，有时可长达 1 小时。晨勃的确切机理尚不清楚。目前认为，可能与睡眠中雄激素分泌的节律性变化（清晨最高，夜晚最低）、储存的尿液引起的排尿反射让身体错误地产生射精反应等有关。

2. 晨勃是男性的"健康咨询师"

要出现晨勃，不仅仅要有正常的激素分泌，还需要正常的阴茎血管充血的生理机制。只有在神经、血管及阴茎海绵体结构与功能正常的情况下，才会出现晨勃现象。晨勃是健康的参考标准之一，它是在完全没有心理影响和周围环境影响下产生的。区分心因性 ED 和器质性 ED 最简单的方法就是观察有无晨勃现象。对于 ED 患者，如果清晨睡觉时可以观察到勃起现象，那么可能是由心理因素引起的；反之，则考虑器质性因素，需要进一步做专项检查。

正常人的晨勃也并不会每天都出现，且硬度往往也并不是相同的。如果偶尔发现晨勃的硬度不太好，或者是仅仅几天晨勃减少的话，这通常是正常现象。晨勃会受到很多因素的影响，比如年龄、情绪、睡眠质量、疲劳与否等。养成良好的生活习惯，如戒烟戒酒、勿熬夜、适当运动，保持适当、规律的性生活，保持健康的生活方式和愉悦的心情，晨勃通常会很快恢复。

男性朋友平日可多留意自己的晨勃现象，当发现晨勃消失时，有可能是最近休息不好，或者是某些疾病来临前的信号，应引起重视。如果发现长期没有晨勃，也不要过度紧张，此时切勿自己胡乱诊断和用药，应到正规医院就诊，让医生帮助你分析解决。

问题
86

前列腺炎是"男性杀手"？

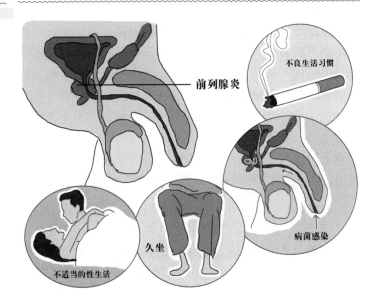

前列腺炎

不良生活习惯

久坐

不适当的性生活

病菌感染

　　前列腺是男性的附属性腺，前列腺分泌的前列腺液是精液的重要成分，并且参与性活动，是男人名副其实的"第一腺"。由于媒体不正确的宣传和私立男科医院的推波助澜，有的人一听到自己得了前列腺炎，便垂头丧气、心事重重，担心自己以后不是"男人"，或者怀疑会影响生育问题，到处求医问药，结果反而被前列腺炎折磨得痛不欲生，甚至精神压力过大，对工作和生活都失去进取心和乐趣。其实，超过50%的男性一生中都有可能患前列腺炎，很正常，不用担心。

七、男科篇

1. 前列腺炎的罪魁祸首是什么？

（1）病菌感染

由于尿道从前列腺中间穿过，因此，前列腺是通过尿道与外界相通的，当人体受凉、过于疲劳或有不洁性交时，有很多病原体如细菌、支原体和衣原体等可以进入前列腺，造成前列腺的感染和炎症。部分前列腺炎无法找到明确感染因素的，考虑可能和不良的生活习惯有关。

（2）不良生活习惯

吸烟、饮酒、嗜食辛辣刺激食品等也可能诱发前列腺过度充血而引起前列腺肿胀。久坐、盆底肌肉长期挤压（如长时间骑自行车和开车）和憋尿等不良生活习惯，也可能造成后尿道、前列腺受压迫，使尿液反流、血液循环不畅及盆底肌肉紧张或痉挛等，导致前列腺炎的发生。

（3）不适当的性生活

如性交过于频繁、忍精不射、频繁手淫或性幻想等，当性兴奋时，前列腺和精囊会发生高度充血，频繁的前列腺充血、肿胀，容易引发炎症。当然也要注意事极必反，长期禁欲、压抑性冲动也是不利的。因为青壮年前列腺液分泌较多，如不及时排泄，可造成前列腺液大量囤积，反而不利于炎症的消退。所以，慢性前列腺炎患者保持规律的性生活是很有必要的。

2. 为什么前列腺炎容易久治不愈？

前列腺炎患者就诊时最常问的问题就是："前列腺炎能不能治好？""前列腺炎怎么又复发了？"这些问题其实患者自己最有发言权。前列腺炎与生活习惯密切相关，如果生活习惯不好，诱发前列腺炎的因素就会一直存在。有的人不好意思到正规医院就诊，偷偷买药吃或到私立男科医院就诊，不规范治疗和滥用抗生素极易造成细菌耐药，导致治疗方案失效。因此，如果有前列腺炎，就应该到正规医院及时就诊。

我们身体抵抗力下降或者着凉了会得伤风感冒，同理，生活习惯不好，同样容易引发前列腺炎。因此，我们常常把前列腺炎比喻成前列腺的感冒，前列腺炎是可以治愈的疾病，我们对它既要重视，也不必过于担心。

3. 前列腺炎会影响性功能和生育吗？

既然前列腺是男性的性腺器官，那么如果患有前列腺炎，会影响男性的性功能和生育吗？男性阴茎的勃起、射精、高潮是一个十分复杂的神经调节过程。轻微的前列腺炎和无症状的前列腺炎对性功能和生育一般没有太大影响。前列腺炎影响性功能主要有两个原因：一是性生活时，前列腺会充血肿胀，如果此时有炎症刺激，会出现刺激性的早泄或勃起困难等；二是长期前列腺炎引起的疼痛对患者的心理造成负面影响，有的缺乏信心，甚至不敢再有性生活。

前列腺液中含有酸性磷酸酶和纤维蛋白溶解酶，它们的作用是使凝固的精液重新液化。刚射出体外的精液呈果冻样，慢慢变成水样，就是这些物质在起作用。前列腺液中含有透明质酸酶，可以使精子容易穿过子宫颈黏液栓及卵子的胶状腺，有利于精子与卵子结合。了解这些之后，我们可以知道前列腺炎一般不会影响到精子的数量或增加精子的畸形率，但有可能会使精液液化时间延长，从而使精子活动力差，导致不育。这些要经过规范的检查和评估才能进行判断，而不是仅仅依靠前列腺炎的诊断就能下结论的。因此，不能草率地认为前列腺炎一定会影响男性的性功能和生育。

4. 如何治疗和预防前列腺炎？

前列腺炎的治疗应该在医生的指导下，服用抗生素、非甾体抗炎镇痛药、M-受体阻滞剂和抗抑郁、焦虑药等药物。对于前列腺炎的治疗，应根据不同的症状和病情变化使用不同的药物，千万不要自己随便买药吃。时断时续的不规范治疗和滥用抗生素是前列腺炎迁延难愈的主要原因。治疗期间应严格定期复诊，并遵医嘱服药，切勿自行随意停药或更改药物（特别是抗生素）。另外，并不是所有前列腺炎均需要接受治疗，比如部分非细菌感染的慢性前列腺炎患者可以不用治疗。

因为前列腺炎与不良的生活习惯密切相关，所以预防的关键在于改变不良的生活习惯，如戒烟戒酒，少吃辛辣等刺激性食物；勿熬夜、多饮水、不要久坐憋尿，适当运动锻炼，推荐每天进行慢走、慢跑、深蹲等锻炼方式，有助于改善体质并促进全身的血液循环，加速炎症的消退；保持适度、规律的性生活，不提倡过频性生活，也不提倡禁欲。性生活次数量力而行，夫妻双方可以多沟通交流。正确对待前列腺炎，保持良好的心态，慎重选择一些被吹嘘夸大的治疗手段，比如经尿道、直肠及会阴等途径应用微波、射频、激光等物理手段进行治疗，应用这些方法可能引发并发症，其确切疗效也并未被证实，且缺乏长期的随访资料，对于未婚者及未生育者而言，不推荐使用。而前列腺注射治疗和手术等治疗手段，缺乏关于其疗效与安全性的有效证据，也需谨慎考虑。如果感觉症状比较明显的话，则应该及时到公立医院门诊就诊咨询。

问题
87

老年男性之"十个男人九个大"
——什么是良性前列腺增生？

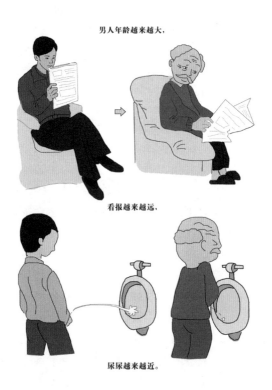

男人年龄越来越大，

看报越来越远，

尿尿越来越近。

　　我们常常可以听到这样一句笑话："男人年龄越来越大，看报越来越远，尿尿越来越近。"虽然这只是一句玩笑话，反映的却是客观现实，老年朋友小便时尿线既细小又无力，最后还可能将尿液滴在自己的鞋尖上。这种情况主要是由前列腺增生引起的。正常的前列腺形状像栗子，盘绕在膀胱与尿道的交界处。男性尿道则像隧道一样，穿过前列腺的内部，接引膀胱流出的尿液。在 40 岁以后，多数男性的前列腺会随年龄的增长而逐渐变大。这种前列腺体积的变大，是因为前列腺细胞数目的增多，导致腺体像核桃甚至橙子一般。前列腺增生，以前也被称为前列腺肥大。据统计，我国 50 岁以上男性中 50% 有不同程度的前列腺增生，60 岁以上增加为 60%，70 岁以上为 70% ～ 90%。真是"十个男人九个大"。男性年龄越大，小便方面的问题就越多，不仅存在排尿无力的问题，还可能存在排尿次数增多、尿急、尿失禁及排尿不尽、滴沥、等待、中断等一系列排尿的问题，给生活造成严重影响。前列腺的良性增生取决于男性激素（睾酮）的刺激，如果缺乏正常的雄激素刺激，则前列腺增生也不会发生。

因为男性尿道在前列腺内部穿过，所以前列腺增大时，会挤压尿道，增加排尿阻力，导致患者有排尿困难的症状，甚至一些患者出现急性或慢性的尿潴留。前列腺良性增生是一种尿路梗阻，可以诱发反复尿路感染或出血，而严重的出口梗阻则会导致膀胱黏膜突出（憩室），膀胱内形成很多粗条的肌肉（小梁形成）及膀胱结石。若梗阻不能及时解除，输尿管和肾就会扩张（输尿管积液和肾积液），肾脏的功能也会因此受到影响。在长时间的梗阻发生后，膀胱的收缩功能可能变得不良，使患者排尿后仍有大量尿液留于膀胱内（大量残余尿）。这时，尿失禁可能因为膀胱过度膨胀，小便溢出而发生，也可能因为突发的强烈尿意，小便不受控制而排出。

问题

88

良性前列腺增生会"变坏"吗？

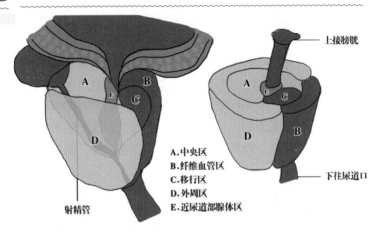

A.中央区
B.纤维血管区
C.移行区
D.外周区
E.近尿道部腺体区

上接膀胱

下往尿道口

射精管

　　许多疾病可以由良转恶，如很多人都知道的乙肝，发展到一定的程度后可以转变为肝癌，如胃溃疡也有一定的概率癌变进而导致胃癌。良性前列腺增生是不是也会转变为前列腺癌呢？

　　其实，虽然两者均发生在前列腺，并且都以中老年男性为主要患病人群，但它们是完全不同的两种疾病，并没有因果关系。在解剖结构上，前列腺包括了外周带、中央带和移行带。良性前列腺增生主要发生在移行带，而前列腺癌则主要发生在外周带，两种疾病的部位并不一致。此外，迄今为止医学上没有证据表明良性前列腺增生会转变为前列腺癌，因此患者大可不必有这方面的忧虑，只要对有症状的良性前列腺增生进行积极治疗，对没有症状的随访观察就可以了。

七、男科篇

良性前列腺增生该怎么办?

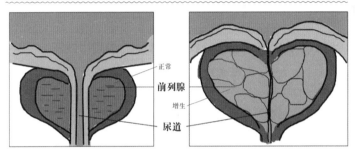

正常

前列腺

增生

尿道

1. 出现症状时积极就医

前列腺增生患者常有尿频、尿急、排尿困难等下尿路感染症状。但男性出现上述症状是不是就是前列腺增生呢?引起尿频、尿急等症状的疾病有很多,如慢性前列腺炎、尿路感染、糖尿病膀胱病变等,良性前列腺增生仅为其中之一。因此,如果出现尿频、尿急、排尿困难等表现,患者需及时就医,进行相关检查,明确病因,再对症治疗。而不应以工作繁忙、嫌麻烦、害怕隐私暴露为理由自行用药,这样可能既耽误病情,又会因乱服药而导致药物的不良反应。

2. 明确诊断

怀疑有前列腺增生时,可以进一步检查,明确原因:

(1) 外生殖器检查

通过该检查,排除尿道口狭窄等可能影响排尿的疾病,如包茎、阴茎肿瘤等。

七、男科篇

（2）直肠指诊

直肠指诊是诊断前列腺增生简单而重要的方法。检查前，患者排尽尿液，方便医生检查前列腺的边界、大小、质地等情况，确定前列腺是否增大。如果发现前列腺有可疑的硬结，则患者要做前列腺穿刺活检，明确是否存在前列腺癌。

（3）根据 IPSS 评分表和 QQL 评分表进行评估

国际前列腺症状（*IPSS*）评分表

在最近一个月内，您是否有以下症状？	无	少于一次	少于半数	大约半数	多于半数	几乎每次	症状评分
				在五次中			
1. 是否经常有尿不尽感？（梗阻、排尿期）	0	1	2	3	4	5	
2. 两次排尿间隔是否经常小于两小时？（刺激、储尿期）	0	1	2	3	4	5	
3. 是否曾经有间断性排尿？（梗阻、排尿期）	0	1	2	3	4	5	
4. 是否有排尿不能等待现象？（刺激、储尿期）	0	1	2	3	4	5	
5. 是否有尿线变细现象？（梗阻、排尿期）	0	1	2	3	4	5	
6. 是否需要用力及使劲才能开始排尿？（梗阻、排尿期）	0	1	2	3	4	5	
7. 从入睡到早起一般需要起来排尿几次？（刺激、储尿期）	0	1	2	3	4	5	
症状总评分 =							

生活质量指数（*QOL*）评分表

	高兴	满意	大致满意	还可以	不太满意	苦恼	很糟
如果在您今后的生活中始终伴有现在的排尿症状，您认为如何？	0	1	2	3	4	5	6
生活质量评分（QOL）							

通过这个评分表，可以客观评估患者排尿症状的严重程度，以及前列腺增生对患者生活质量的影响。

（4）B超检查

该检查有助于了解患者前列腺的大小、形态结构、有无异常回声及膀胱内残余尿量等，评估病情的发展程度。在治疗后复查 B 超，可了解患者治疗后的情况。

（5）尿流率检查

这项检查要求患者尿量在 150 mL 以上，可以帮助医生确定患者排尿的梗阻程度：若最大尿流率 < 15 mL/s，表示排尿不畅；若最大尿流率 < 10 mL/s，则表示尿路梗阻较严重，考虑进行手术治疗，有需要时还可以进行尿流动力学检查。

（6）血清前列腺特异性抗原（PSA）测定

该检查对排除前列腺癌十分必要。如果患者 PSA 升高，或可触及前列腺结节，可以进行 MRI 检查，早期协助医生鉴别是否有前列腺癌的可能；进行泌尿系统造影等检查，可了解患者前列腺增生所致的尿路梗阻情况；若考虑患者需进行手术治疗，则心电图、胸片、凝血功能、肝功能、肾功能等检查必不可少，以确定患者能否耐受手术。

3. 前列腺增生该如何治疗？

（1）观察和随访

如果患者没有症状，或症状较轻且不影响生活时，可以暂时观察，但需定期复诊，必要时进行治疗。

（2）药物治疗

"哈乐"等 α 受体阻滞剂可以舒张尿道平滑肌，有助于改善患者的排尿功能，副作用较轻微，主要为头晕、鼻塞等。而"保列治"等 5α 还原酶抑制剂可以缩小前列腺的体积，减轻尿道压迫，改善排尿症状，但起效较慢，通常服药 3 个月左右才见效。临床上，α 受体阻滞剂与 5α 还原酶抑制剂常一起用，但停药后患者症状容易复发，因此需要长期坚持服药，不可随意换药或停药。

（3）手术治疗

对于药物治疗无效，反复发生尿潴留，反复出现血尿，反复出现尿路感染，合并有膀胱结石，合并有腹股沟疝、痔疮等疾病的良性前列腺增生患者，可以考虑手术治疗，目前前列腺增生的手术均可以通过微创手术完成，常用的手术方式包括经尿道前列腺电切术、经尿道前列腺激光汽化／剜除术等。

男人也是"洗洗更健康"？

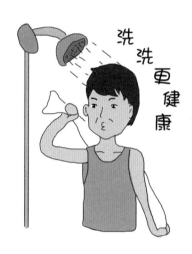

洗洗更健康

　　电视屏幕上"洗洗更健康"反复播出。对女性而言，清洗私处确实是一件不容忽视的事情；但对男性而言，这句话是不是同样适用？

1、为什么"洗洗更健康"？

　　我们知道，男性的阴茎根部周围汗腺、皮腺较为丰富，加上浓密的阴毛分布，如果平时不注意卫生，很容易藏污纳垢。同时，若有包皮过长或包茎，包皮内皮脂腺的分泌物不容易排出，会逐渐形成带有臭味的包皮垢。包皮垢非

七、男科篇

常适宜细菌的生长，会引起龟头炎或包皮炎。如果我们平时没有清洗的习惯，不但自己容易发炎，还可能使女方患上阴道炎或宫颈炎等妇科疾病。因此，男性的"洗洗更健康"，才是"他好，我也好"。

2. 怎么洗才能"更健康"？

我们知道，女性的私处清洗液有很多讲究和选择，那么男性应该用什么清洗呢？有人说用日常的香皂、沐浴露清洗就可以了；也有的人说可以用女性用的妇炎洁；甚至有人说用稀释的高锰酸钾或中草药清洗更好，还能起到杀菌消毒的效果。到底应该怎样选择呢？

其实，相对于女性来说，男性的清洗就简单得多了，平时在洗澡时用温水清洗就可以了。龟头的皮肤非常娇嫩，对化学物质也比较敏感，有些人在用了清洗剂之后反而觉得瘙痒不适，这可能是过敏反应。如果包皮与龟头间因包皮垢积聚而引起包皮炎、龟头炎或包皮粘连等，这个时候就需要用专门的外阴消毒液进行清洗，比如女性用的妇炎洁就是其中一种，洗必泰也可以；如果龟头或阴茎等出现了溃疡，久治不愈，甚至有恶臭味时，就应该及时到医院就诊，这种情况下，简单的清洗已经很难见效了。

在清洗龟头、阴茎的同时，不要冷落了"蛋蛋"，可以摸一下两个"蛋蛋"是否都在，大小是否正常等，这对于早期发现睾丸癌有很大的帮助。当然，男性护理不仅仅是每日清洗这么简单，还需要养成诸多良好的生活习惯，如运动后及时进行清洗；避免穿化纤或紧裆的小内裤，建议选择吸汗性强、透气性好的纯棉质地的内裤，并做到每天更换；尽量少穿牛仔裤和紧身裤等。

撸 sir 真的是 "loser" 吗？

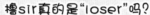

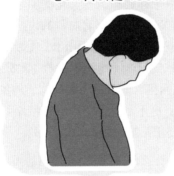

　　某漫画网站曾喊出"今天是撸 sir，明天是 loser"的口号，号召广大宅男们放下"罪恶"的双手。但撸 sir 真的是"loser"吗？今天让我们来揭开自慰的面纱。自慰，又名弄拂尘、弄拂柄、打手铳、手活，通常是指用手或其他物体刺激性器官而获得性快感。

1. 自慰是正常需求，并不可耻

　　进入青春期后，随着性器官的发育和性激素分泌的增多，沉浸在体内的性欲开始被唤起。在性欲方面，人类与其他动物不同，人类没有发情期。也就是说，只要人类接受一定的性刺激，就可能产生性欲。潜伏在人类身体内名为性欲的"小野兽"可能随时随地被唤醒，但人类并不能

七、男科篇

随时找到合适的性伴侣。于是，机智的人类找到了替代方式——自慰。自慰可以获得愉悦感，释放体内无处安放的荷尔蒙。很多人认为手淫是一件罪恶、羞耻的事情，难以启齿，从而造成很大的心理负担和内疚情绪。其实性欲与食欲一样，是人类健康的标志，是人类正常的生理需要。

2. 是否一滴精 = 十滴血?

长期以来，由于社会和历史文化的原因，对手淫仍存在不少误解。如"一滴精，十滴血"的说法是片面的。人体每次排出的精液仅为 1.5 ~ 2.0 mL，主要成分是水、果糖、蛋白质和多肽，还有多种糖类、酶类、无机盐和小分子，精子不足 1%，里面包含的蛋白质和矿物质的量极少，对人体并无太大影响。更不用说，男性的精液跟其他体液或分泌物一样，是需要正常排泄的。

手淫本身是没什么危害的，适度的自慰可以释放压力，有利于激发更大的工作热情，自慰导致的性高潮还是天然的催眠剂。而没有节制的手淫就像酗酒一样，会带来诸多消极影响。比如身体虚弱、腰膝酸软、注意力不集中、记忆力减退等；频繁的性冲动，会引起前列腺的反复充血，也会导致遗精、滑精等。有的人甚至为了追求感官刺激，利用一些异物造成生殖器官损伤。因此，要正确看待手淫，保持良好的心态，一定要顺其自然。不要因为手淫前后的内疚、恐惧造成心理压力，不要因误解而产生心理疾病。

总之，自慰行为是一种正常的生理现象，不必大惊小怪和惊慌失措，但应切记：小"撸"怡情，大"撸"伤身，强"撸"灰飞烟灭。

八、生殖篇

　　在我国，随着结婚、生育年龄普遍延后，以及环境污染、工作压力、不良生活习惯等因素的影响，不孕不育的发病率逐年增加。生育问题是家庭幸福和谐的重要影响因素，是一个必须引起重视的社会问题。在本篇，我们将生动通俗地介绍男性生殖方面的知识，解答大家常见的男性生殖疑问。

92

"小蝌蚪"游不动
——什么是弱精症？

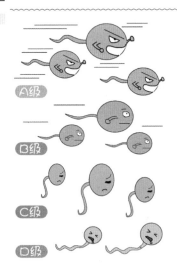

不论是国家元首，还是平民百姓，人类生命的生长发育均始于一颗小小的受精卵，而这颗受精卵的成功形成有一半功劳来源于男性的精子"小蝌蚪"。当"小蝌蚪"的数量减少或者出现活力降低，前向运动能力变差，游不动等情况时，就出现了所谓的弱精症。

1. 什么是弱精症？

其实，弱精症提示"小蝌蚪"们质量下降，主要表现为"游得慢"和（或）"死得快"。准确来说，精液常规分析中根据精子活动力可以分为 A、B、C、D 四级，A 级是指快速前向运动的精子比率，B 级是指慢速前向运动的精子比率，C 级是指非前向运动的精子比率；D 级是指极慢或不动的精子比率。

弱精症则是指禁欲 3～7 天后，连续三次以上的精液常规检查提示精子前向运动（A+B）少于 50%，或快速直线前向运动的精子少于 25%，或射精后精子活率小于 50%。

2. 壮阳补肾的药物可以治疗弱精症吗？

对于弱精症的治疗，有的患者盲目服用各种补药、壮阳药物等，结果精子质量往往不仅没有好转，而且数量越来越少，活力也越来越低。因为临床上引起弱精症的原因有很多种，用肾虚解释并不科学，按此治疗也无效果。对于弱精症的治疗，应该认真询问病情和检查，全面分析，科学诊断，找到治疗男性不育的有效方法。

3. 男性如何预防弱精症？

预防男性不育的发生，与治疗一样重要。男性应注意保护自己的生育能力，应戒烟，少喝酒，远离辐射和有毒化学物质，少洗桑拿或热水坐浴，内裤应穿棉质舒适的等。男性生育能力会随着年龄的增加而降低，应该在生育能力高峰期，即 25 ～ 35 岁进行生育。

问题

93

男性不育的头号"杀手" ——什么是精索静脉曲张?

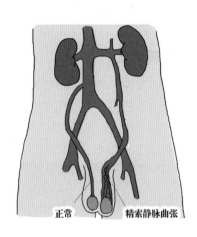

正常　　　　精索静脉曲张

　　一些不育男性可以在阴囊内摸到一团条索样的东西,有人会描述成"蚯蚓状""鱼子状",严重者可以直接看到阴囊饱满坠胀。做了B超检查,医生诊断为"精索静脉曲张"。什么是精索静脉曲张?

　　精索静脉曲张是男性的一种常见疾病,是男性不育的头号杀手,发病率大约为15%,多发生于阴囊左侧,可出现于任何年龄段。人们对精索静脉曲张的认识已经有相当长的历史了,但近年来的技术进步给该疾病的治疗带来了变革,许多根深蒂固的传统观念也有了明显改变。

八、生殖篇

1. 精索静脉曲张带给男人的伤痛

精索静脉曲张者站立时，阴囊胀大，有沉重及坠胀感，甚至出现疼痛不适，可向下腹部、腹股沟或大腿放射，站立行走时加重，平卧休息后减轻。临床症状和精索静脉曲张程度可以不一致，有些患者的曲张程度非常严重，却没有任何症状；而有些患者的曲张程度较轻微，却有比较严重的坠痛，甚至伴发失眠、食欲减退、头昏等神经衰弱症状。

精索静脉曲张能够对睾丸产生明显的不良影响，从而造成男性的精液质量异常，并因此影响男性的生育能力。研究发现，精索静脉曲张并发精液质量异常者高达54.8%，在男性不育者中的精索静脉曲张发生率达到39%，而在继发性不育者中的发生率则为60%～70%。

2. 手术是精索静脉曲张的唯一有效治疗方法

手术是公认的治疗精索静脉曲张的唯一有效方法，可以消除疾病带来的局部坠胀和疼痛不适，并改善精液质量。手术治疗的主要适应证包括：精索静脉曲张引起患侧的明显坠胀疼痛不适，患者不能忍受；精索静脉曲张造成的睾丸生精功能障碍，精液质量进行性下降，并将影响男性生育。

主要的手术方法包括开放式手术与腹腔镜手术。开放式手术包括经腹股沟下、腹股沟和腹膜后结扎精索内静脉，是临床上多年来广泛开展的经典方法。腹腔镜手术是近年来开展的微创方法，不需要开刀，只在腹部打3个小孔并进行操作，在电视显示屏上观察，就可以完成手术过程，治疗失败率较低，手术和住院时间均有所缩短，尤其对于双侧精索静脉曲张者更加有利。

3. 没有孩子，未必都是精索静脉曲张惹的祸

由于许多精索静脉曲张者也可以正常生育，所以，患有精索静脉曲张并不一定都会影响生育。其实，精索静脉曲张者能否生育的关键在于疾病对睾丸的损害程度，可以通过简单的睾丸检查和精液分析来判断。对于不育合并精索静脉曲张者，如果精液检查结果正常，可以暂时不考虑手术治疗，应每 3 ~ 6 个月定期进行精液常规检查。只要精液质量没有明显变化，可以一直观察下去，并注意寻找其他不生育因素，尤其是对妻子生育能力的评价。

然而，对于那些患有精索静脉曲张且精液质量异常者，精索静脉曲张不一定是不育的唯一原因，因为患者可能同时合并其他疾病或异常而影响了生育能力。只有那些未发现其他明显异常，而精液质量和精索静脉曲张的恶化程度相伴进行性加重者，才应高度怀疑是精索静脉曲张影响了男性的生育能力，此时的积极干预才更可能获得较满意的疗效。

4. 不育者手术时机的选择及治疗效果

不育伴有精索静脉曲张者，在下列情况下需要考虑接受手术治疗：精索静脉曲张的患侧睾丸与对侧睾丸相比明显变小、质地变软；精液质量异常，尤其是在定期（每 2 ~ 3 个月）连续多次检查中出现精液质量每况愈下的情况。

总体上讲，在手术后 1 ~ 2 年内，患者精液常规检查的改善情况可以在 50% ~ 70%，能使妻子自然怀孕的占 30% ~ 40%，手术后配合适当的药物治疗可以提高精液的改善率和妻子的自然怀孕率。但是，部分经过手术治疗的精索静脉曲张者，在经历了若干年以后仍然没有子女，其可能原因是：手术时机选择过晚，毕竟精索静脉曲张属于

一种进行性加重的疾病，并可造成睾丸难以恢复的损害；同时存在其他影响生育的因素没有去除；妻子有影响生育的因素；有现代医学还没有认识到的潜在因素影响生育。因此，对诸多情况要逐一加以分析并区别对待。例如，选择手术治疗前一定要进行全面的生育能力评估，为后续选择药物配合治疗奠定基础；对配偶同时进行检查治疗，以免在手术康复后，即使男性的生育能力已经在逐渐改善并恢复正常也难以有生育机会；对于那些情况比较严重者，例如睾丸明显萎缩、精子数量特别稀少（甚至偶见精子）者，即使是选择了手术治疗，愈后也不会太好，很难恢复到自然生育的程度，此时的手术治疗未必对患者有利。

5. 不育者未必只有做手术这一个办法

实际上，许多不育男性治疗精索静脉曲张的目的就是要生育一个孩子。对于那些手术治疗后也几乎没有可能恢复自然生育能力的精索静脉曲张患者，尤其是一些年龄偏大而需要尽快解决生育问题者，建议选择实验室技术解决生育问题。现代的生育技术只要有一个精子就可以解决问题，即使是严重的男性不育患者也大多可以实现为人父母的愿望。目前的试管婴儿技术已经成为许多大医院的常规技术，治疗成功率稳中有升，国内的成功率已经有30% ~ 40%，结合胚胎冷冻等新技术，使得每个治疗周期的成功率有更大的提高，况且，一次不成功，还可以再次进行，迟早会让不育夫妻圆梦。

与性爱最遥远的距离
——什么是性欲减退？

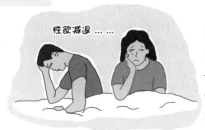

性欲减退 ……

泰戈尔说："世界上最遥远的距离，不是生与死的距离，而是我站在你的面前，你却不知道我爱你。"然而，对于两性的爱，或许性欲减退才是最遥远的距离。

1. 什么是性欲减退？

性欲从心理学上来看是一种性的欲望。性欲减退是指患者长期或反复地出现对性不感兴趣或缺乏性幻想，表现为性欲明显低下，不易启动，对配偶或异性缺乏性要求和性幻想。男性患病率在 15% 左右，女性患病率在 30% 左右。性欲减退对夫妻的性生活质量有很大的影响，严重影响夫妻关系的和睦。

2. 男性和女性在什么年龄段的性欲最强？

年龄是影响性欲的重要因素，不同年龄段男性和女性的性欲也是不同的。男性一般在青春期之后性欲可以达到高峰，而女性性欲的高峰出现时间相对较延迟，到 30 ～ 40 岁时性欲才达到高峰。

3. 如何判别身边的他／她是真情实感还是逢场作戏？

不论男女，性欲减退的主要表现是对性生活欲望的减退，可以体现在性生活的频率明显下降，对另一半的亲昵

八、生殖篇

（亲吻、抚摸、挑逗等性行为暗示）视而不见，在性生活时"既不走肾也不走心"。需要注意的是，女性在性生活中常常扮演被动角色，因此她们常常是在配偶压力下被迫参与性生活，为了取悦男方而委曲求全等，此时其本身的性欲减退、匮乏甚至是厌恶可能被掩盖，因此在判别女性性欲减退方面还需考虑其习俗观念、夫妻相处模式等因素。

4. 出现性欲减退，就只能是"有一种想'啪'不能'啪'的伤痛"吗？

如果出现性欲减退，很多情况下可以自我检查和发现。首先，夫妻间应该做好充分的沟通和交流，帮助对方消除不良情绪，消除不必要的顾虑，摆脱不良情绪的干扰；其次，要戒除日常生活中的不良习惯，比如吸烟、喝酒、熬夜等，适当锻炼，工作压力大的时候学会适当放松和减压；最后，应该咨询医生，做必要的检查以排除其他疾病，如正在服用药物，应咨询是否会引起性欲减退。目前，性欲减退的行为治疗方式主要有性感集中疗法、夫妻性高潮一致训练等。简而言之，性感集中疗法就是"享受过程，忽略结果"，即调整性生活的目标，注重相互给予和接受性快感与愉悦，不再执着于是否达到性高潮。男女性反应都分为四个阶段：兴奋期、静止期、高潮期、消退期。但由于男女生理结构上的差异，男性会较女性更快达到高潮期，即夫妻间的性高潮不同步，往往男方已经"完事"了，女方还"欲求不满"，长期的性高潮不同步会压抑性欲，这种压抑作用在女性身上更为明显。夫妻性高潮一致训练则是将夫妻间性生活高潮时间逐渐控制到同一时间点，要求双方前戏阶段充分热身，使女性提前进入性反应阶段，必要时还可以使用性器具作为外援。

问题

95

长期不"啪啪啪"
会出现什么问题？

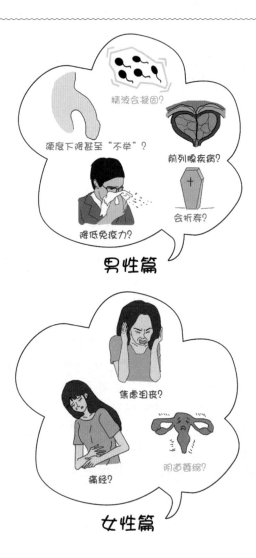

"用进废退"的道理我们都懂。似乎许多"科学文章"都试图告诉我们，长期没有性生活，会导致我们身体出现各种问题。看到这个问题，大家的脑海便立刻冒出三个疑问：1. 长期有多长；2. 自己有没有"躺枪"；3. 会出什么问题。而好奇的我却只想知道，究竟会出什么问题。

1. 男性篇

（1）精液会凝固吗？

俗话说，"流水不腐，户枢不蠹"。牛奶放久了变质，精液储存久了会怎样？答案是：自己流出来。这也就是我们所说的"精满而自溢"。要知道，每立方厘米的睾丸组织每天能够产生 200 万个精子，也就是说，每天每个男性睾丸能够产生几千万甚至上亿个精子，当精液储存到一定的体积，就决堤而出。然而，即便这些精子不排出体外，它们也会自然老化、死亡，最后被周围的细胞吞噬、分解与吸收，重新被你的身体利用（不然结扎的小伙伴该怎么办）。而且，精液中 90% 以上的成分都是水，既然是水就同样可以被重吸收。的确，长期不射精，则精液的数量和活力可能会有一定程度的下降，但是别忘了，你还有手啊。

（2）会硬度下降甚至"不举"吗？

"Use it or lose it"，枪放久了也会生锈。一些观点认为，长期没有性生活的男性患 ED 的风险会增加，这无疑让许多男性焦灼不安。然而，不嫌事大的《美国医学杂志》更是发表了一篇研究，表明性生活频率较低的男性患 ED 的概率是那些有规律性生活男性的 2 倍。难道真是"越不用，越没用"吗？根据现有的资料，我们只能认为性生活频率低与 ED 的发生有关，但是孰因孰果还并不清楚。我们也可以理解为，正是因为身患 ED 而导致这类人"啪啪啪"的意愿和频率降低，自己都无法"举高高"，更难以满足她"亲亲抱抱举高高"的要求。另外，该研究针对人群年龄均在 55 ~ 75 岁，30% 以上都伴有心脑血管疾病，而 ED 本身就是反映血管功能的一项重要指标。

（3）会得前列腺疾病吗？

当然，还有更严重的说法：长期没有"啪啪啪"会得前列腺癌。一些观点认为，腺体细胞与其分泌物的慢性接触可能会导致癌变，如果精液能够被有规律地排出，同时让新的细胞生成，将有助于阻止可能转为恶性肿瘤的老化细胞的积聚，从而降低患前列腺癌的风险。这么说来，射精频率较低似乎会增加患前列腺癌的风险。但是，为了降低这一风险，你需要的可能不只是"小撸怡情"这么简单。美国波士顿大学的研究人员对 3.2 万名健康男性进行了长达 18 年的跟踪研究，发现在 20 ~ 29 岁和 40 ~ 49 岁这两个年龄段中，男性每月射精大于 21 次，比每月射精 4 ~ 7 次的男性患前列腺癌的风险分别降低 19% 和 22%。没错，21 次！面对如此"高负荷"的代价，我们还是忘了这回事吧。当然，相反的观点也是有的，事实上，关于这两者的研究并没有统一的观点。所以，我们不必因为患癌还是防癌的问题而纠结性生活的频率，增加不必要的心理负担。

（4）会降低免疫力吗？

科学研究表明，性爱有助于提高男性的免疫力，增加白细胞数量，尤其是自然杀伤细胞(natural killer cell,NKC)，它们能有效清除体内受感染的细胞。免疫球蛋白 A(IgA) 是机体对抗外界病毒的第一道防线，研究发现，每周有性爱一到两次的人的 IgA 水平比那些基本没有性爱的人高出 30%。天了噜！再不"啪啪啪"，我的抵抗力都要下降了吗？但是，细心的朋友们会发现，把上述文字里的"性爱"替换成任何一种健康的运动（游泳、打球、登山、跑步……），读起来也是没有任何违和感的。难道提高免疫力的方式就如此单一？

（5）会折寿吗？

更严重的说法是，长期不"啪啪啪"的话，会影响寿命。英国的一项研究通过 10 年的随访结果发现，一周有两次性高潮的人群的死亡率仅为每月少于一次性高潮人群的一半。手握如此铁证，似乎再也没有什么能阻挡我对生命（"啪啪啪"）的向往。然而这项研究的不足之处在于，资料齐全的调查者仅为 75%，且大多数为年轻力壮、没有心脑血管疾病的小伙子，这当然会导致研究结论大打折扣。此外，年龄也是一个不得不考虑的问题。随着年龄的增加，血管自然会老化，而获得高潮的频率也会骤降。虽然生命在于运动，但运动的方式还有很多，很多时候，"啪啪啪"运动强度仅和慢跑或者骑车相当（当然这个因人而异）。

2. 女性篇

（1）会焦虑沮丧吗？

有人说，性是灵与肉的美妙结合，让人精神愉悦，失去它，人就会变得焦虑不安。的确有资料显示，情绪低落和缺乏性爱之间可能存在关联，而且"啪啪啪"在某些情况下也有益于改善我们的精神状态，但这也不能得出没有性爱就会导致情绪低落的结论。只要你是一个健康的个体，即便没有性爱也不会让你变得低落沮丧。

（2）会阴道萎缩吗？

女性进入更年期以后，阴道壁中的结缔组织包括胶原纤维、弹性纤维和平滑肌均发生退行性变，导致阴道壁变薄，而这都与雌激素水平的减退有关，是身体的自然规律。一些研究发现，对于更年期或绝经期妇女，有规律的性行为可增加盆腔器官血液供应，减缓阴道萎缩。此外，与性生活频率较低的绝经期妇女相比，性生活频率较高的妇女其阴道萎缩的比例更低。可是，对于激素水平正常的健康年轻女性，即便长期不"啪啪啪"似乎也不会造成什么影响。

（3）会痛经吗？

相信许多女生都听过，长时间没有"啪啪啪"会影响激素的分泌，甚至导致痛经。单纯的你差点就相信了这样的"鬼话"。要知道，雌激素主要是由卵巢分泌的，并不会因为没有性生活而减少。另外，在调节雌激素分泌方面，垂体和下丘脑都具有重要的作用，它们与卵巢一起让你体内的雌激素水平维持在稳定的状态。更加"重口味"的观点认为，"啪啪啪"是治疗痛经的偏方。据称，高潮时身体产生的内啡肽有助于缓解疼痛。同时，性爱过程中生殖区域器官的血流增加，也能在一定程度上降低子宫痉挛导致的痛经。当然，目前并没有任何直接的证据证实这一观点。毕竟一些客观条件限制了这一问题的操作性，"闯红灯"的同志还是少数。不过，女同胞们依旧可以靠自己啊！国外的一项研究通过对1900名女性进行问卷调查，发现其中有9%的女生曾选择"自助"的方式来缓解"姨妈痛"。

睾丸"中暑"，难成"爸"业？

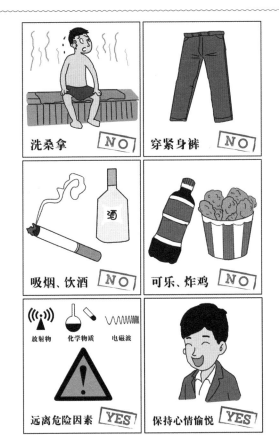

时下，洗桑拿是一种非常流行的放松活动，热腾腾的桑拿房，男人们高谈阔论，温热的水蒸气让人感觉十分舒服，但水面之下的"蛋蛋"却正叫苦连天。对"小蝌蚪"来说，桑拿房真是一个"不太冷的杀手"。

八、生殖篇

1．"蛋蛋"为什么长在体外？

"蛋蛋"对温度是十分敏感的，温度维持在 34～35℃时它才能产生最优良的"小蝌蚪"。而人体正常体温在37℃左右，对"蛋蛋"来说太热了。所以"蛋蛋"在它的主人还是个胚胎时就为自己选择好了终生"避暑"的场所——阴囊。阴囊长在身体外面，是"蛋蛋"的天然空调，承担着调节"蛋蛋"温度的重任。冬天，环境温度较低，阴囊皮肤收缩形成褶皱，减少热量的散失，起保温作用；夏天，环境温度较高，阴囊皮肤松弛，起散热作用。通过这样的调节作用，"蛋蛋"便始终处于相对适宜且恒定的温度，大量生龙活虎的"小蝌蚪"便由此得以产出。总之，"蛋蛋"在阴囊的悉心呵护下得以正常工作。

2．如何哄好娇生惯养的"蛋蛋"，以得到质量上乘的"小蝌蚪"？

（1）洗桑拿

NO！洗一次桑拿，"蛋蛋"就会对主人"绝望"一次，把"蛋蛋"热坏了，容易杀死"小蝌蚪"。

（2）穿紧身小裤裤和牛仔裤

NO！紧身衣物拉近阴囊和腹壁的距离，限制了阴囊的温度调节能力。此外，紧身衣物保暖不散热，会让"蛋蛋"又闷又热，小心"蛋蛋"罢工！

（3）吸烟、饮酒

NO！酒精会引起染色体异常，降低生殖能力，香烟会使"小蝌蚪"生病。"事后一根烟，赛过活神仙"和"今朝有酒今朝醉"都是在不育的边缘疯狂试探的行为。

（4）可乐、炸鸡等"肥宅"最爱食品

NO！目前并无直接证据表明可乐会杀死精子，但是可乐对人体的毒害作用在于它会让人在不知不觉中变胖。炸鸡和可乐一样，让人快乐，也让人肥胖。肥胖是一个狠角色，对心、肝、脾、肺、肾等都可能产生负面影响，手无缚鸡之力的"小蝌蚪"自然也逃不出它的手掌心。

（5）远离工作和生活场所中的危险因素

YES！长期接触放射物、化学物质、电磁波，可能损伤精子，使精子数量和活力下降，还可能导致祖传的染色体发生变异，从而造成遗传信息的突变，因此应当尽力避免接触这些危险因素。

（6）保持心情愉悦，劳逸结合

YES！暴躁的脾气和低落的情绪会影响精神状态，从而影响体内内分泌的平衡。心平气和既是生财之道，又是"生精之道"。

不要再让难成"爸"业成为你的忧伤，不要再让睾丸中暑，放"蛋蛋"也放"小蝌蚪"一条生路吧。

男性备孕知多少

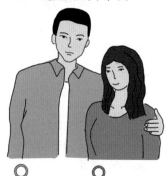

最佳生育年龄

♀ 25~35岁 ♀ 25~29岁

怀孕并非女性个人的事情，健康的宝宝源于健康精子与健康卵子的美妙相遇与结合。"为人父"是男性一生中重要的几件大事之一，为了生一个健康的宝宝，男性在备孕期间应该知道哪些事呢？

1. 什么时候生宝宝最好？

通常，女性最佳生育年龄为 25～29 岁，男性为 25～35 岁。在相应年龄段，男女性生殖能力旺盛，精子及卵子质量、活力好，因此受孕成功率高，胎儿畸形率较低。

八、生殖篇

除最佳生育年龄外，"播种"时间也是重要的考虑因素。目前许多学者认为，于夏末秋初受孕，次年春末夏初分娩最为理想。研究表明，于夏末秋初受孕的所孕胎儿畸形率较低，且此时阳光充足，气温适宜，果蔬丰富，对孕妇身心健康及胎儿发育有益，可谓是天时、地利、人和。等到次年温和的春末，宝宝即将报到，万物复苏的暖春更利于新生儿适应外界环境。

2. 男性备孕前应该查什么？

一般在孕前 3～6 个月，准爸妈就要做一系列检查，排除孕前疾病及对宝宝不利的因素。一般男性的备孕体检套餐主要包括以下四个内容：

（1）全身检查

体型、喉结、毛发分布及密度等第二性征。

（2）生殖器官的检查

"蛋蛋"的位置、大小及质地，阴囊有无积液、精索静脉曲张等。

（3）常规项目

血常规、尿常规、四项优生检查等。

（4）精液分析

精液量、精子密度、精子存活率、pH 等。

此外，对于无精子症、严重少精子症、具有不育家族史的患者，还需进行染色体核型、Y 染色体缺失筛查等遗传学检查。

3. 男性备孕应该备什么？

通常，备孕措施提前半年开始。准爸爸们应做好以下准备：

① 停止一切避孕措施。

② 计算同房次数、女性排卵日期。

③ 调整饮食结构，少吃或不吃高脂高糖、油炸食物，均衡营养，保持良好的精神状态。适当摄入锌及维生素 E，有助于提高精子质量及活力。

④ 谨慎服用药物，如庆大霉素、四环素、红霉素、环丙沙星及抗抑郁药物、激素等。

⑤ 进行适当的体育锻炼，如慢跑、游泳，以帮助增强机体免疫力。

⑥ 保持良好的生活习惯，避免熬夜，戒烟酒。

孕育生命应该细水长流，而非一蹴而就。做好万全准备，才能让宝宝真正赢在起跑线上。

X 射线检查
会影响男性备孕吗？

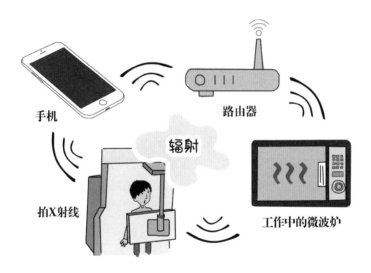

电子设备的广泛普及让"辐射"成为一个老少皆知的词语，那么什么东西有辐射？手机、路由器、工作中的微波炉、拍 X 射线这几个是大众心中关于辐射的首要关联物，前三个都可忽略不计或可有效躲避，只有拍 X 射线是将人完全暴露在射线中。备孕中的夫妻常有这样的疑问：X 射线检查会影响精子质量吗？X 射线检查完能立即要小孩吗？

在解答这些疑问之前，我们先来了解一下电离辐射的相关知识。

电离辐射对精子质量的影响。生精细胞对电离辐射是非常敏感的。电离辐射可通过诱导 DNA 损伤造成人体内的生精细胞染色体结构畸形，并引起生精细胞的凋亡，损伤的程度随照射剂量的增加而明显增加。人体在接受大剂量的电离辐射之后，精液质量通常会在受照后 4 ~ 6 个月达到最低点，并需要 10 ~ 18 个月才能完全恢复。因此，电离辐射对生育是有一定影响的。

但是，我们需要明确：抛开剂量谈毒性是耍流氓的行为。辐射剂量有个安全范围，只要在这个范围内就都是安全的。一般认为，对胎儿产生智力影响的阈值是 0.2 ~ 0.4 Gy，而 X 射线的辐射剂量在 0.05Gy 以下，所以普通体检所带来的辐射不足为惧。除非某个哥们儿心血来潮在医院摄影室内住上一段时间或者有一天不拍 X 射线睡不香的嗜好，否则一般来说问题不大。

然而，如果是短时间内进行了多次这样的检查，则需要适当注意："小蝌蚪"的发育周期是 3 个月左右；成熟"小蝌蚪"的寿命一般是 2 周左右。受到照射后，不成熟的"小蝌蚪"大多发生夭折，成熟的"蝌蚪"最多也只能活 2 个星期。所以，为保险起见，建议在短时间内接受多次医学辐射检查之后，可以等 3 个月之后检查一下精子活力再"造小人儿"。

避孕该怎么做？

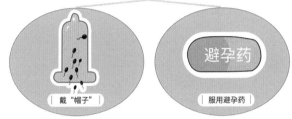

常见的科学避孕方式

戴"帽子"　　　服用避孕药

　　避孕这件事，真是怎么啰嗦都不嫌多。我们听过太多太多关于意外怀孕的悲伤故事：堕胎后，长期遭受身体伤害和愧疚感的折磨；意外怀孕后奉子成婚，给婚姻生活埋下无穷后患；在无措施的情况下成了父母，承受极大的经济与心理压力，生命被疲惫和无力感包围……而这种悲伤本可以通过正确的避孕来避免。

1. 体外射精和安全期避孕靠谱吗？

　　有的男性"久经沙场"，对射精有极佳的觉知与极好的控制力，甚至可以做到不射精，长久以来也从未造成意外怀孕，然而，长期的压抑并不利于男性的放松及身心健康，有些人甚至因为这种强行中断行为而出现阳痿等问题。而大部分男性都没有足够的觉知力，能在第一时间"撤"出体外，何况在射精前体液中就已经含有少量精子，"哨兵"也存在致孕的风险，加上射精后一些精子仍留在输精管中，如果很快再次进入，也可能造成怀孕。

八、生殖篇

至于"安全期"避孕，大部分人对它的认知非常粗鄙，如"前七后八""经期应该没事""经期刚结束应该没关系"等说法非常不靠谱，造成意外怀孕无数。事实上，确实有人可以通过持续监测基础体温、观察宫颈黏液等方式，做到精准知晓排卵期，从而有效避孕，但是这种方式需要极其严谨的操作、记录，通常需要专业人士的指导。

2. 怎么避孕才安全？

目前，最常见的科学避孕方式是戴"帽子"与服用避孕药，即便如此，两者都有一定的失败率。如广为人知的戴"帽子"，只有约98%的成功率，并非100%，并且，这都是建立在正确使用的基础之上，而很多人做不到。如果你认真阅读过避孕套的说明书，就会发现里面有很多注意事项，如勃起之后性器官接触之前就要戴好、使用前排尽储精囊空气以免破裂、射精后及时握住避孕套底部撤出阴茎以免脱落、乳胶避孕套不要和硅基润滑剂一起使用等。

避孕套很多是由天然乳胶制成，如果对乳胶过敏怎么办？有相当一部分人对乳胶过敏，但并没有必要因此放弃使用避孕套，因为市面上还有非乳胶避孕套。女用避孕套是另外一种选择，避孕成功率比男用避孕套还要高，只是视觉效果和体感上可能不是那么好。此外，有人使用含有杀精剂的避孕膜来避孕，但其实市面上很多杀精剂在单独使用的情况下都无法达到理想的避孕效果，因此要小心选择。

3. 男性避孕靠谱吗？

随着性别平等意识的提高，男性承担更多避孕责任成大势所趋，因为总体来说，从男性入手的避孕方法，无论长、短期，都更加方便，副作用也更小。如男性结扎是个小手术，而女性结扎则麻烦得多。因此，男性需要更主动、积极地承担更多的避孕责任，做到"她好，我也好"。

高龄准爸的风险
——大龄男性生育有危险吗？

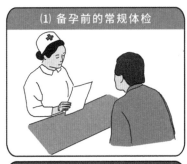

(1) 备孕前的常规体检

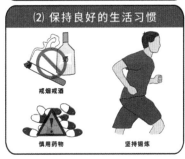

(2) 保持良好的生活习惯

戒烟戒酒

慎用药物　　　坚持锻炼

　　我们经常说高龄产妇怀孕风险大，其实对于男性也有一定的道理。虽然"男人四十一枝花"，四十岁是最能体现男人成熟魅力的时候。但就"造人"这项伟大使命来说，男性的黄金年龄为 25～35 岁。等到了"一枝花"的年纪，"蛋蛋"的功能逐渐下降，会导致"小蝌蚪"的质量越来越差。主要表现为越来越少（精子数量减少）、越跑越慢（精子活力下降）、越来越丑（畸形精子比例升高）。简而言之，随着男性年龄增大，畸形精子数目随之增多，不仅受孕更困难，畸形、流产的危险也会增加。

八、生殖篇

虽然男性的生育风险与年纪的增长成正比，但男性的精子质量具有明显的个体差异性。有些男性直至七八十岁可能还存有生育能力，部分人在五十多岁就丧失生育能力。那么，希望"老来得子"的男性需要注意什么？

（1）备孕前的常规体检

主要包括血压、血糖、心功能、肝功能、肾功能等，还需完善精液常规检查，评估精子质量。（注：精液常规分析正常指标包括：①精液量≥1.5 mL；②精子总活力≥40%；③前向运动力≥32%；④精子浓度≥1500万/mL；⑤正常精子百分比＞4%）。如果精子质量下降，则应尽量找到是哪里出了问题，比如是否存在不良生活习惯、性激素分泌下降、精索静脉曲张、泌尿生殖系感染等问题。

（2）保持良好的生活习惯

戒烟戒酒，远离"二手烟"；坚持锻炼，避免超重、肥胖；远离辐射和化学致畸物质；慎用药物，如确实需用药，应咨询专科医生。

如果有生育需求，且无特殊情况，建议尽量避免"老来得子"。趁着年轻气盛，趁着春光正好，把握时机，才是正理。